Susanna Sellin

Standardisierte Notrufabfrage

Susanna Sellin

Standardisierte Notrufabfrage

Einfluss auf die Struktur des Notrufgesprächs und die Dispositionsqualität bei Fällen von Herz-Kreislauf-Stillstand

Südwestdeutscher Verlag für Hochschulschriften

Impressum/Imprint (nur für Deutschland/only for Germany)
Bibliografische Information der Deutschen Nationalbibliothek: Die Deutsche Nationalbibliothek verzeichnet diese Publikation in der Deutschen Nationalbibliografie; detaillierte bibliografische Daten sind im Internet über http://dnb.d-nb.de abrufbar.
Alle in diesem Buch genannten Marken und Produktnamen unterliegen warenzeichen-, marken- oder patentrechtlichem Schutz bzw. sind Warenzeichen oder eingetragene Warenzeichen der jeweiligen Inhaber. Die Wiedergabe von Marken, Produktnamen, Gebrauchsnamen, Handelsnamen, Warenbezeichnungen u.s.w. in diesem Werk berechtigt auch ohne besondere Kennzeichnung nicht zu der Annahme, dass solche Namen im Sinne der Warenzeichen- und Markenschutzgesetzgebung als frei zu betrachten wären und daher von jedermann benutzt werden dürften.

Verlag: Südwestdeutscher Verlag für Hochschulschriften GmbH & Co. KG
Dudweiler Landstr. 99, 66123 Saarbrücken, Deutschland
Telefon +49 681 37 20 271-1, Telefax +49 681 37 20 271-0
Email: info@svh-verlag.de

Zugl.: Berlin, Charité, Diss., 2011

Herstellung in Deutschland:
Schaltungsdienst Lange o.H.G., Berlin
Books on Demand GmbH, Norderstedt
Reha GmbH, Saarbrücken
Amazon Distribution GmbH, Leipzig
ISBN: 978-3-8381-2759-0

Imprint (only for USA, GB)
Bibliographic information published by the Deutsche Nationalbibliothek: The Deutsche Nationalbibliothek lists this publication in the Deutsche Nationalbibliografie; detailed bibliographic data are available in the Internet at http://dnb.d-nb.de.
Any brand names and product names mentioned in this book are subject to trademark, brand or patent protection and are trademarks or registered trademarks of their respective holders. The use of brand names, product names, common names, trade names, product descriptions etc. even without a particular marking in this works is in no way to be construed to mean that such names may be regarded as unrestricted in respect of trademark and brand protection legislation and could thus be used by anyone.

Publisher: Südwestdeutscher Verlag für Hochschulschriften GmbH & Co. KG
Dudweiler Landstr. 99, 66123 Saarbrücken, Germany
Phone +49 681 37 20 271-1, Fax +49 681 37 20 271-0
Email: info@svh-verlag.de

Printed in the U.S.A.
Printed in the U.K. by (see last page)
ISBN: 978-3-8381-2759-0

Copyright © 2011 by the author and Südwestdeutscher Verlag für Hochschulschriften GmbH & Co. KG and licensors
All rights reserved. Saarbrücken 2011

Inhalt

1. **Einleitung und Fragestellung** 3
   - Organisation des Rettungsdienstes in Berlin 6
     - Leitstelle 6
     - Das standardisierte Notrufabfrageprotokoll (SNAP) 6
   - Ziel der Arbeit 9
2. **Methoden** 10
   - Untersuchungszeitraum 10
   - Einschlusskriterien 11
   - Material 11
   - Datenschutz 11
   - Analyse und Auswertung der Notrufgespräche 12
   - Analyse und Auswertung der Daten zum Einsatzablauf 15
   - Statistische Analyse 16
3. **Ergebnisse** 17
   - Notruf 18
     - Anruferprofil 18
     - Emotionaler Zustand des Anrufers 19
     - Gesprächsführung 20
     - Zeiten 31
   - Einsatzablauf 33
     - Alarmierung 33
     - Patientenversorgung und primäres Outcome 36
4. **Diskussion** 38
   - Struktur des Notrufgesprächs 39
   - Emotionale Gesprächsebene 42
   - Alarmierung und Eintreffzeiten 43
   - Erste-Hilfe-Anweisungen 45
   - Anwendung des Protokolls 47
5. **Zusammenfassung** 52
6. **Anhang** 54
   - Transkriptionen von Notrufgesprächen 54
   - Verzeichnis der Abkürzungen 60
   - Literaturverzeichnis 61
7. **Danksagung** 66

Ist in der vorliegenden Arbeit von Personen die Rede, so ist immer die männliche und weibliche Form gleichermaßen gemeint. Aus Gründen der besseren Lesbarkeit wurde auf Doppelnennungen verzichtet.

1. Einleitung und Fragestellung

Der Rettungsdienst in Deutschland ist in einem zweistufigen System organisiert. Dieses besteht als erste Stufe aus *Basic life support* -Einheiten *(BLS)*, die von medizinischem Assistenzpersonal besetzt werden. Diese können Patienten mit leichteren Erkrankungen oder Verletzungen eigenständig versorgen sowie in vital bedrohlichen Situationen Erstmaßnahmen ergreifen. Das üblicherweise als *BLS*-Einheit eingesetzte Rettungsmittel ist der mit zwei Personen besetzte *Rettungswagen (RTW)*. Der Ausbildungsstand der *BLS*-Helfer ist hierbei für jedes Bundesland gesondert gesetzlich geregelt. In Berlin sieht das *Rettungsdienstgesetz (RDG)* die Besetzung mit einem Rettungssanitäter als Fahrer und einem Rettungsassistenten als Patientenbetreuer vor. Für die zweite Stufe, also die erweiterten Maßnahmen, sind die *Advanced life support* -Einheiten *(ALS)* zuständig, die mit einem Notarzt besetzt sind und zusätzlich alarmiert werden können. Man unterscheidet drei verschiedene notarztbesetzte Rettungsmittel: den *Notarztwagen (NAW)*, besetzt mit dem Notarzt und zwei *BLS*-Helfern, das *Notarzteinsatzfahrzeug (NEF)*, besetzt mit dem Notarzt und einem weiteren Helfer, und den *Rettungshubschrauber (RTH)*. *BLS*-Einheiten sind in weit größerer Anzahl vorhanden als *ALS*-Einheiten. Zu jeder medizinischen Notfallsituation wird ein *RTW* disponiert, zu vital gefährdeten Patienten zusätzlich ein notarztbesetztes Rettungsmittel. Mit dieser kombinierten Disposition wird durch die höhere Dichte an *BLS*-Einheiten schnelle Hilfe durch Erstmaßnahmen gewährleistet, bis zusätzlich qualifiziertere Hilfe in Form des *ALS*-Teams eintrifft.

Die Aufgabe der Rettungsleitstelle ist die adäquate Zuordnung von Rettungsmitteln (Rettungswagen und notarztbesetzten Rettungsmitteln) zu den entsprechenden Notfällen. Naturgemäß kann diese Zuordnung nicht hundertprozentig korrekt erfolgen. Sowohl die quantitative als auch qualitative Überbeschickung *(oversending)* wie auch das Gegenteil *(undersending)* sind denkbar. Im Fall des *oversending* wird aufgrund einer Überschätzung der Notfallschwere ein Notarzt disponiert und steht dadurch für andere zeitgleiche Einsätze nicht zur Verfügung. Im Falle des *undersending* wird lediglich ein Rettungswagen disponiert, obwohl ein Notarzt vor Ort notwendig wäre. Dieser muss dann verzögert von den ersteintreffenden Kräften nachalarmiert werden, wodurch für die Versorgung des vital bedrohten Patienten wertvolle Zeit verloren geht.

Ziel sollte es sein, eine möglichst geringe Zahl solcher Fehlalarmierungen zu erreichen, wobei ein *undersending* in Fällen mit vitaler Bedrohung auf jeden Fall vermieden werden soll. Eine möglichst niedrige Quote an *oversending* ist unter dem Aspekt des sparsamen Umgangs mit vorhandenen Ressourcen anzustreben – nicht nur aus finanziellen Gründen, sondern auch hinsichtlich der Verfügbarkeit für andere Einsätze. Maximale Qualität im Rettungsdienst ist gegeben, wenn immer das richtige Rettungsmittel zur richtigen Zeit beim richtigen Patienten eintreffen kann.

Die entscheidende Schaltstelle, an der Fehlalarmierungen verursacht oder verhindert werden, ist das Telefongespräch zwischen Leitstelle und Anrufer (Notrufgespräch). Hier konnte in früheren Arbeiten [1-3] gezeigt werden, dass insbesondere das Unterlassen von spezifischen Fragen zur Notfallsituation durch den Leitstellendisponenten zur signifikanten Unterschätzung des Notfalls führt. Die Qualität des Notrufgesprächs spielt somit eine Schlüsselrolle in der Versorgung von Notfallpatienten [4].

Auch bei idealem Einsatzablauf dauert es einige Minuten, bis das erste Rettungsmittel beim Patienten eintrifft. Entscheidend in der prähospitalen Patientenversorgung ist daher die Laienhilfe durch Augenzeugen in diesen ersten Minuten *(bystander's window)* [5]. Je nach Krankheitsbild profitieren Patienten in hohem Maße von frühzeitig und korrekt ausgeführten Erste-Hilfe-Maßnahmen. Die Bereitschaft in der Bevölkerung, Erste Hilfe zu leisten, ist jedoch unzureichend. Ca. 20% der deutschen Bevölkerung hat keinerlei Ausbildung in Erster Hilfe [5, 6]. Ist eine Ausbildung absolviert worden, so liegt diese im Durchschnitt 15 Jahre zurück [6]. Die Leitstelle kann hier wichtige Unterstützung durch Anweisungen zu Erste-Hilfe-Maßnahmen geben.

Zur Strukturierung und Vollständigkeitskontrolle von Abfrage und Erste-Hilfe-Anweisungen wurden im Laufe der letzten Jahre standardisierte Notrufabfrageprotokolle entwickelt. Mit Hilfe solcher Systeme sollen alle wichtigen Informationen im Notrufgespräch gezielt erfasst und somit eine objektivere und gezieltere Disposition erreicht werden [7]. Zusätzlich wird eine aktive Gesprächsführung durch den Leitstellenmitarbeiter gewährleistet, die mit vorgegebenen Inhalten und Formulierungen auch zur besseren Führung und Beruhigung des Anrufers beiträgt. Im weiteren Verlauf können Leitstellenmitarbeiter standardisierte Anweisungen zu Erste-Hilfe-Maßnahmen geben und den Anrufer bei deren Durchführung anleiten.

Entwickelt wurden standardisierte Notrufabfragesysteme im angloamerikanischen Raum und somit in Ländern, deren Rettungsdienst als *Paramedic*-System organisiert ist. In diesem System werden im prähospitalen Bereich keine Notärzte eingesetzt. Die ALS-Einheiten bestehen aus medizinischem Assistenzpersonal mit erweiterter Ausbildung, Entscheidungen bei der Patientenversorgung werden basierend auf vorgegebenen Algorithmen getroffen [8-10]. Es liegt daher nahe, auch die Notrufabfrage an Algorithmen zu orientieren. Die standardisierte Abfrage fungiert so auch als rechtliche Absicherung des Disponenten. Im Paramedic-System sind meist mehr ALS-Einheiten verfügbar als im Notarzt-System [8-10], so kann eine höhere Quote an *oversending* kompensiert werden.

Patienten mit prähospitalem Herz-Kreislauf-Stillstand sind besonders auf einen reibungslosen Ablauf der Rettungskette angewiesen. Der Erfolg einer Reanimation und die neurologische Überlebensqualität hängen in hohem Maße von der Hypoxiezeit ab [11]. Durch eine gezielte Notrufabfrage, in der die Vitalfunktionen Bewusstsein und Atmung des Patienten erfasst werden, kann der Herz-Kreislauf-Stillstand mit großer Sicherheit erkannt und eine Fehlalarmierung vermieden werden. Auch von Erste-Hilfe-Anweisungen profitieren gerade Patienten mit Herz-Kreislauf-Stillstand. Früh eingeleitete Reanimationsmaßnahmen durch Laienhelfer vor Ort können das Outcome verbessern [12-15]. In mehreren Studien wurde Laienreanimation auf Anweisungen per Telefon („telephone resuscitation") untersucht und positiv bewertet [16-18]. Weitere Studien geben Hinweise, dass vereinfachte Anweisungen (z.B. Verzicht auf Beatmung in den ersten vier Minuten der Reanimation) mit besseren Ergebnissen einhergehen [19-21].

Organisation des Rettungsdienstes in Berlin

Für die prähospitale notfallmedizinische Versorgung in Berlin ist nach § 5 RDG die Berliner Feuerwehr unter Mithilfe der Hilfsorganisationen verantwortlich. Sie wird derzeit von 95 Rettungswagen und 16 notarztbesetzten Rettungsmitteln, darunter ein RTH, sichergestellt. Dies ist im Vergleich mit anderen deutschen Großstädten eine sehr geringe Anzahl notarztbesetzter Rettungsmittel [22]. Eine effektive Disposition ist daher umso wichtiger.

Die Berliner Leitstelle bewältigt ein Einsatzaufkommen von rund 800 rettungsdienstlichen Einsätzen pro Tag, davon betreffen 150-200 die notarztbesetzten Rettungsmittel. Von diesen stellen sich 25-40% als *oversending* heraus. In 8-12% der Fälle kommt es zur Nachalarmierung des Notarztes nach primärem *undersending*.

Der NAW 4205 und der RTH 4206 sind am Campus Benjamin Franklin der Charité Universitätsmedizin Berlin (CBF) stationiert und versorgen gemeinsam ca. 440.000 Einwohner auf einer Fläche von 220 km^2. Der NAW 4205 ist 365 Tage im Jahr 24 Stunden täglich einsatzbereit, während der RTH 4206 nur zwischen Sonnenauf- und Sonnenuntergang (maximal von 7 bis 20 Uhr) verfügbar ist.

Leitstelle

Die Leitstelle der Berliner Feuerwehr übernimmt nach § 8 RDG die Leitung aller Einsätze der Feuerwehr und der kooperierenden Hilfsorganisationen. Es handelt sich hierbei um eine integrierte Leitstelle, in der feuerwehrtechnische und medizinische Notrufe gleichermaßen bearbeitet werden. Alle in der Leitstelle beschäftigten Disponenten verfügen mindestens über eine Ausbildung zum Rettungssanitäter sowie zum Brandmeister. In einem zusätzlichen Kurs werden sie auf die Arbeit in der Leitstelle vorbereitet, seit 2005 erhalten alle Disponenten eine weitere Zusatzausbildung zur Anwendung der standardisierten Notrufabfrage.
In der Feuerwehrleitstelle gingen zum Zeitpunkt der Untersuchung pro Tag ungefähr 3000 Notrufe ein, die zu ca. 800 Einsätzen führten.

Das standardisierte Notrufabfrageprotokoll (SNAP)

Als deutschlandweit erste Rettungsleitstelle arbeitet die Leitstelle der Berliner Feuerwehr seit dem 15. April 2005 mit einem standardisierten Notrufabfrageprotokoll (SNAP). Es handelt sich hierbei um eine ins Deutsche übersetzte Version des in den

USA etablierten Programms „ProQA". Dieses basiert auf dem unter der Leitung von J. J. Clawson entwickelten System „AMPDS" (Advanced Medical Priority Dispatch System). Das Protokoll liegt computergestützt, aber auch in Papierform vor.

Bei der Notrufabfrage mit SNAP wird der Disponent strukturiert durch einen Fragenkatalog geleitet. Dabei werden zuerst logistische, dann medizinische Informationen abgefragt. Diese Reihenfolge stellt sicher, dass auch im Falle eines Gesprächsabbruchs ein Rückruf oder eine Disposition auf Verdacht möglich ist. Zu den logistischen Informationen zählen die genaue Klärung des Einsatzortes sowie einer Rückrufnummer. Die erfragten medizinischen Informationen umfassen die Hauptbeschwerde, Bewusstseinszustand und Atmung sowie weitere Details, die sich aus der Hauptbeschwerde ergeben. Ist sich der Anrufer unsicher oder die Angaben nicht eindeutig, werden Anweisungen zum Prüfen der medizinischen Informationen gegeben, z.B. „Gehen Sie zum Patienten und sprechen Sie ihn laut an!".

Nach den medizinischen Schlüsselinformationen wird ein Code generiert, der der beschriebenen Notfallsituation entspricht. Zu jedem Code sind die dafür vorgesehenen Rettungsmittel festgelegt.

Sobald im Laufe des Notrufgesprächs der Code feststeht, können die entsprechenden Einsatzkräfte alarmiert werden, diese Aufgabe kann auch an einen anderen Disponenten übertragen werden. Der Leitstellenmitarbeiter, der das Notrufgespräch führt, kann am Telefon bleiben und dem Anrufer bis zum Eintreffen der Einsatzkräfte Erste-Hilfe-Anweisungen zur vermuteten Notfallsituation geben.

Während des Notrufgesprächs ist jederzeit ein Abbruch der SNAP-Abfrage oder ein Abweichen von den disponierten Rettungsmitteln möglich, wenn die Umstände dies erfordern.

AMPDS wurde für die Verwendung in Paramedic-basierten Rettungsdienstsystemen konzipiert. Einige Studien haben das Abfragesystem bereits in diesem Kontext evaluiert [23-26]. Heward et al. konnten zeigen, dass die sichere Erkennung von Patienten mit Herz-Kreislauf-Stillstand durch die Einführung eines AMPDS-gestützten Abfragesystems signifikant verbessert wurde. Dieser Effekt war umso deutlicher, je näher sich die Disponenten ans Protokoll hielten [24]. Um diese gute Protokoll-Compliance zu gewährleisten, identifizierten Clawson et al. ein gutes

Qualitätsmanagement mit regelmäßigem Feedback an die Disponenten als einen wichtigen Faktor [23].

Reilly [26] zeigt in Verbindung mit einer Reduktion des *undersending* jedoch auch eine höhere Zahl an Fällen von *oversending*.

Ziel der Arbeit

Diese Arbeit soll am Beispiel der Reanimation zeigen, ob die im angloamerikanischen Bereich mit Paramedic-gestütztem Rettungsdienstsystem entwickelten Abfrageprotokolle auch in einem Notarzt-basierten System vorteilhaft sind. Gegebenenfalls können Erkenntnisse für die Weiterentwicklung derartiger Systeme gewonnen werden. Insbesondere soll betrachtet werden, ob Unterschiede bestehen zwischen Einsätzen, bei denen das Protokoll vollständig genutzt wird und solchen, bei denen die Disponenten lediglich die Schulung zur Verwendung des Protokolls erhalten hatten.

Es ergeben sich folgende zu prüfende Arbeitshypothesen:

1. Bei Fällen von Herz-Kreislauf-Stillstand sinkt nach Einführung der standardisierten Notrufabfrage die Rate der Nachalarmierungen (undersending) im Vergleich zum Referenzzeitraum.

2. Nach Einführung einer standardisierten Notrufabfrage werden wichtige Schlüsselfragen im Notrufgespräch häufiger gestellt als im davor liegenden Vergleichszeitraum.

3. Bei Herz-Kreislauf-Stillständen werden mit Hilfe einer standardisierten Notrufabfrage häufiger telefonische Anleitungen zu Erste-Hilfe-Maßnahmen gegeben.

4. Die Schulung der Disponenten alleine führt bereits zu einer verbesserten Gesprächsstruktur, bei vollständiger Nutzung des Abfrageprotokolls ist der Effekt jedoch deutlicher ausgeprägt.

2. Methoden

Untersuchungszeitraum

Es wurden zwei Untersuchungszeiträume betrachtet: Der erste Zeitraum vom 01. Januar 2005 bis 15. April 2005 lag vor Einführung der standardisierten Notrufabfrage und Schulung der Disponenten („prä-SNAP"). Der Vergleichszeitraum lag nach Einführung des SNAP und der Schulung aller Disponenten (01. Juni 2007 bis 31. August 2007, „post-SNAP"). Im Zeitraum „post-SNAP" wurden alle durch die Einschlusskriterien definierten Einsätze analysiert, unabhängig davon, ob sie mit oder ohne Protokoll bearbeitet wurden.

Abb. 1: Studienaufbau

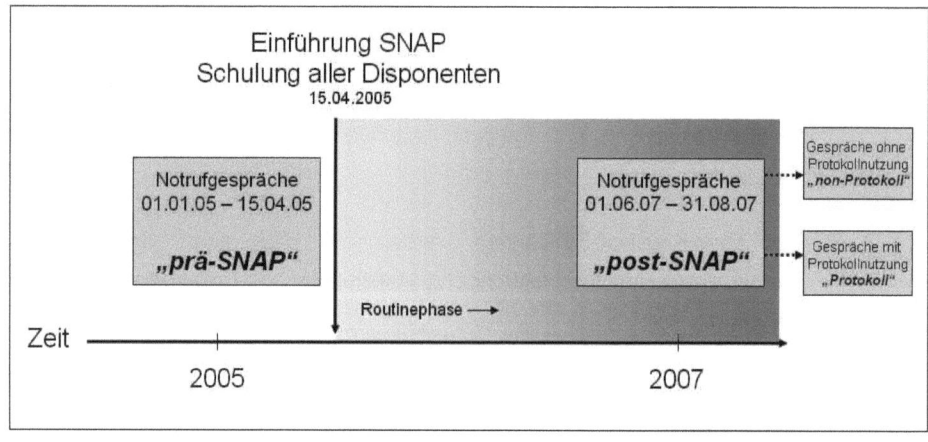

Einschlusskriterien

Eingeschlossen wurden Fälle von Herz-Kreislauf-Stillstand, zu denen der NAW 4205 oder der RTH 4206 disponiert wurden.

Eingeschlossen wurden:

- alle primär erfolgreichen Reanimationen
- alle erfolglosen Reanimationen
- alle Todesfeststellungen durch den Notarzt
- alle Todesfeststellungen durch Rettungsdienstpersonal, die zum Einsatzabbruch für den Notarzt führten

Aus beiden Untersuchungszeiträumen wurde nach vorheriger Fallzahlberechnung eine Zufallsstichprobe von Einsätzen eingeschlossen.

Material

Für jeden der eingeschlossenen Fälle wurden erfasst:
- die Tonaufzeichnung des Notrufgesprächs
- das Einsatzprotokoll des Notarztes
- Daten zum Einsatzablauf aus der Statistik der Berliner Feuerwehr

Die Daten wurden mit der Datenbank-Software FileMaker Pro 7© erfasst und verarbeitet.

Datenschutz

Die Notrufgespräche sowie die einsatzstatistischen Daten wurden von der Berliner Feuerwehr zur Verfügung gestellt. In den Aufzeichnungen der Notrufgespräche wurden die Stimmen durch technische Verzerrung unkenntlich gemacht. Die Untersucher sind als Angehörige der Berliner Feuerwehr an die Schweigepflicht gebunden. Personenbezogene Daten von Patienten, Anrufern und Disponenten wurden nicht verwertet. Die einsatztechnischen Daten sowie die Daten aus den Notarztprotokollen wurden pseudonymisiert.

Für die Studie wurde die Zustimmung der Ethikkommission der Charité eingeholt.

Analyse und Auswertung der Notrufgespräche

Zur Charakterisierung möglicher Einflussgrößen auf der Seite des Anrufers wurde zu jedem Notrufgespräch das Anruferprofil mit folgenden Parametern erhoben:
- Geschlecht des Anrufers
- Sprachlicher Hintergrund des Anrufers
  Als fremdsprachig wurden Anrufer gewertet, die im Notrufgespräch nicht fließend deutsch sprachen, wenn sich daraus eine relevante Herausforderung für den Disponenten ergab.
- Räumliche und persönliche Beziehung des Anrufers zum Patienten
- Emotionaler Zustand des Anrufers (ECCS)
  Der „Emotional content and cooperation score" (ECCS) ist ein validierter fünfstufiger Score [27] zur Klassifizierung des Anrufers als
  - *1 - ruhig, normal sprechend*
  - *2 - besorgt aber kooperativ*
  - *3 - aufgeregt, ungeduldig aber kooperativ*
  - *4 - ungeduldig, schwer führbar*
  - *5 - hysterisch, nicht führbar*

  Der emotionale Zustand des Anrufers wurde zu Beginn und am Ende des Notrufgesprächs erhoben, um Veränderungen im Laufe des Gesprächs zu erfassen.

Auf der Seite des Disponenten wurde die Gesprächsführung anhand der folgenden Kriterien bewertet:
- Professionalität
  - *Professionelles Verhalten: Ruhige, sachliche und bestimmte Gesprächsführung*
  - *Unprofessionelles Verhalten: Aggressives, unhöfliches und sonstiges unangemessenes Verhalten (z.B. ungeduldig, gelangweilt)*
- Gesprächsdominanz
  - *Gute Gesprächsdominanz: Der Disponent führt das Gespräch aktiv und gibt mit seinen Fragen die Struktur vor*
  - *Nicht ausreichende Gesprächsdominanz: die führende Rolle wird dem Anrufer überlassen*

- Gesprächsstruktur
    - *Klar strukturiert: logistische und medizinische Informationen werden voneinander abgegrenzt und nach einem schlüssigen Aufbau abgefragt*
    - *Sicher: trotz einzelnen Abweichungen von der Grundstrukturierung ist ein Abfragekonzept erkennbar*
    - *Unsicher: nicht schlüssig aufeinander aufbauenden Fragen*
    - *Planlos: kein Konzept zu erkennen, die einzelnen Fragen sind willkürlich aneinandergereiht*
- Kommunikationsprobleme
  Qualitative Erfassung von Kommunikationsproblemen, die teils von den Gesprächspartnern beeinflussbar sind (z.B. undeutliche Sprache), teils nicht (z. B. Hintergrundlärm)

Eine Reihe von Schlüsselinformationen ist im Notrufgespräch für die Erkennung des Herz-Kreislauf-Stillstandes und den reibungslosen Einsatzablauf unerlässlich:
- Informationen zum Notfallort
- Ortszusätze (Stockwerk, Name am Klingelschild etc.)
- Rückrufnummer
- Beschreibung der Notfallsituation
- Bewusstsein
- Atmung

Die Abfrage jeder dieser Schlüsselfragen wurde bewertet in den Kategorien
- Optimale Abfragequalität: zielorientierte Erfassung aller wichtigen Informationen mit verständlichen, nicht redundanten Fragen
- Eingeschränkte Abfragequalität: Defizite bei der Abfrage (z.B. zu wenige Fragen, unverständliche Fragen)
- Keine Nachfrage: Die Information wurde gar nicht erfragt

Des Weiteren wurde die Anzahl der zur Erfassung einzelner Informationen gestellten Fragen erfasst. In vergleichbaren Arbeiten [1-3] hat sich gezeigt, dass bei gezielter Abfrage und kooperativem Gesprächspartner einzelne Informationen meist mit maximal drei Fragen klärbar sind.

Wurden im Notrufgespräch logistische Anweisungen (z.B. zum Einweisen der Einsatzkräfte vor Ort) oder Erste-Hilfe-Anleitungen gegeben, wurden diese nach Notwendigkeit und Qualität (Verständlichkeit, Umsetzbarkeit, Indikation der Maßnahmen beim Herz-Kreislauf-Stillstand) beurteilt.

In der Tonaufzeichnung des Notrufgesprächs wurden folgende Zeitspannen gemessen:
- Gesamte Gesprächsdauer (bei Abfrage ohne Protokoll in der Regel identisch mit der Zeit bis zur Alarmierung der ersten Einsatzkräfte, bei Abfrage mit Protokoll wird letztere zusätzlich erhoben)
- Zeit vom Gesprächsbeginn bis zur vollständigen Erfassung des Notfallorts
- Zeit vom Gesprächsbeginn bis zur vollständigen Erfassung des Leitsymptoms

Analyse und Auswertung der Daten zum Einsatzablauf

Zur Bewertung des Einsatzablaufs wurden aus der Feuerwehr-Einsatzstatistik folgende Daten erhoben:

- Art der Alarmierung
    - Primäralarmierung: direkte Alarmierung des Notarztes bei primär richtiger Einschätzung der Notfallsituation
    - Sekundäralarmierung: Verzögerung der Notarztalarmierung durch primäres *undersending*.
- Zeitspanne vom Eingang des Notrufs in der Leitstelle bis zur Alarmierung des ersten Rettungsmittels
- Zeitspanne vom Eingang des Notrufs in der Leitstelle bis zum Eintreffen des Notarztes beim Patienten

Aus den Notarztprotokollen wurden folgende Daten erfasst:

- vor Ort durchgeführte Maßnahmen (Reanimation oder Todesfeststellung)
- prähospitales Outcome des Patienten (erfolgreiche oder erfolglose Reanimation)

Statistische Analyse

Die Häufigkeiten nominaler Merkmale wurden mit Mitteln der deskriptiven Statistik untersucht. Ordinale/metrische Merkmale wurden als Boxplot (Median mit Quartilen, 1,5 IQR *(interquartile range)*, Ausreißer < 3 IQR und Extremwerte > 3 IQR) dargestellt. Die Überprüfung der Werte auf signifikante Unterschiede in den beiden untersuchten Gruppen und deren Subgruppen erfolgte mit Hilfe des Mann-Whitney-U-Tests als Test für zwei unabhängige Stichproben. Als signifikant wurde hierbei ein Unterschied mit p<0,05 angesehen.

Die statistische Analyse erfolgte mit Hilfe von SPSS 14$^®$ und PASW 18$^®$ für Windows.

Fallzahlberechnung in Bezug auf den primären Endpunkt

Die Quote von Sekundäralarmen zur Reanimation lag bei den betrachteten Rettungsmitteln vor SNAP-Einführung bei ca. 12%. Nach Literaturrecherche [24, 28, 29] konnte eine Reduktion dieser Quote auf ca. 2% vermutet werden. Auf dieser Basis konnte bei einem α-Fehler von 0,05 und einer Power von 0,8 eine notwendige Gruppengröße von jeweils 102 Fällen errechnet werden.

3. Ergebnisse

In den Untersuchungszeiträumen wurden insgesamt 230 Notrufgespräche eingeschlossen. Diese setzen sich zusammen aus je 115 Gesprächen aus dem ersten Untersuchungszeitraum (prä-SNAP) und dem Vergleichszeitraum (post-SNAP). Die Gespräche der Gruppe post-SNAP teilen sich auf in die Subgruppen non-Protokoll (n=100) und Protokoll (n=15), das heißt, 13% der Gespräche wurden vollständig mit SNAP bearbeitet. Dies liegt leicht unter der SNAP-Anwendungsrate von 16% für alle Notarzt-Einsätze des NAW und RTH Steglitz im Untersuchungszeitraum 2007. Tab. 1 zeigt die Verteilung der Einsätze auf die einzelnen Gruppen und Subgruppen.

Tab. 1: Verteilung der Einsätze auf die Gruppen und Subgruppen

	n	Prozent
prä-SNAP	115	
post-SNAP	115	
non-Protokoll	*100*	*87%*
Protokoll	*15*	*13%*
Gesamt	230	

In sieben Fällen handelt es sich um Einsätze, zu denen jeweils zwei Notrufgespräche gehören (durch denselben oder zwei verschiedene Anrufer). Somit entsprechen die 230 Notrufgespräche 223 Einsätzen.

Notruf

Anruferprofil

Tab. 2 gibt einen Überblick des Anruferprofils zur Einschätzung der Gruppengleichheit.

Tab. 2: Übersicht zum Anruferprofil

		prä-SNAP	post-SNAP	non-Protokoll	Protokoll
Geschlecht	Weibliche Anrufer	54%	61%	61%	60%
Sprache	Fremdsprachige Anrufer	7%	3%	3%	0%
Räumliche Beziehung zum Patienten	Augenzeugen	79%	78%	75%	100%
Persönliche Beziehung zum Patienten	Patient selbst	1%	1%	1%	0%
	Umfeld des Patienten (Angehörige, Bekannte, Nachbarn)	51%	68%	64%	93%
	Medizinisches Personal (Krankentransport, Pflege, Hausärzte)	17%	13%	14%	7%

Das Anruferprofil ist in den Gruppen prä-SNAP und post-SNAP sehr ähnlich. Lediglich in Bezug auf die persönliche Beziehung des Anrufers zum Patienten weisen die Gruppen signifikant unterschiedliche Verteilungen auf ($p<0,05$).

Die Subgruppenanalyse des zweiten Untersuchungszeitraums zeigt ein unterschiedliches Anruferprofil: Anrufer bei Gesprächen, die mit SNAP bearbeitet wurden, waren häufiger Augenzeugen des Notfalles ($p<0,05$) und stammten meist aus dem persönlichen Umfeld des Patienten ($p<0,05$). Medizinisches Personal dagegen war in dieser Subgruppe seltener vertreten ($p<0,05$).

Emotionaler Zustand des Anrufers

Der emotionale Zustand des Anrufers zu Beginn und am Ende des Notrufgesprächs ist in Tab. 3 wiedergegeben.

Tab. 3: ECCS zu Beginn und am Ende des Gesprächs

		ECCS (Beginn)	ECCS (Ende)
prä-SNAP	Median	1	1
	25. Perzentile	1	1
	75. Perzentile	2	2
post-SNAP	Median	1	1
	25. Perzentile	1	1
	75. Perzentile	2	2
non-Protokoll	Median	1	1
	25. Perzentile	1	1
	75. Perzentile	2	2
Protokoll	Median	2	1
	25. Perzentile	1	1
	75. Perzentile	2	2
gesamt	Median	1	1
	25. Perzentile	1	1
	75. Perzentile	2	2

Die erhobenen ECCS-Werte sind insgesamt niedrig, zwischen den einzelnen Subgruppen bestehen keine signifikanten Unterschiede. Veränderungen des emotionalen Zustandes im Laufe des Gesprächs, in positiver wie negativer Richtung, konnten nur vereinzelt beobachtet werden.

Gesprächsführung

Gesprächsaufbau

Tab. 4 zeigt die erste Information zu Beginn der Notrufgespräche – spontan oder vom Disponenten erfragt.

Tab. 4: Erste Information des Anrufers

		prä-SNAP	post-SNAP	non-Protokoll	Protokoll
Ortsangabe	n	43	47	36	11
	Prozent	37%	41%	36%	73%
Beschreibung der Notfallsituation	n	33	47	44	3
	Prozent	29%	41%	44%	20%
Hilfeersuchen	n	31	17	16	1
	Prozent	27%	14%	16%	7%
Einsatzstichwort	n	8	4	4	0
	Prozent	7%	4%	4%	0%

In allen Gruppen sind Informationen zum Notfallort bzw. der Notfallsituation zu Beginn des Gesprächs am häufigsten. Die auf Seiten der Disposition angestrebte erste Information – die Ortsangabe – findet sich in der Protokoll-Subgruppe signifikant häufiger (non-Protokoll vs. Protokoll: $p<0,05$; prä-SNAP vs. Protokoll: $p<0,01$).

Logistische Informationen

Tab. 5a zeigt die Abfragequalität für Informationen zum Einsatzort. Tab. 5b zeigt, wie viele Fragen jeweils gestellt wurden, um die Informationen zu gewinnen.

Tab. 5a: Abfragequalität Einsatzort

		prä-SNAP	post-SNAP	non-Protokoll	Protokoll
Optimale Abfragequalität	n	108	115	*100*	*15*
	Prozent	**94%**	**100%**	*100%*	*100%*
Eingeschränkte Abfragequalität	n	7	0	*0*	*0*
	Prozent	**6%**	**0%**	*0%*	*0%*

Tab. 5b: Anzahl Fragen zum Einsatzort

		prä-SNAP	post-SNAP	non-Protokoll	Protokoll
Maximal 3 Nachfragen	n	109	112	*97*	*15*
	Prozent	**95%**	**97%**	*97%*	*100%*
Mehr als 3 Nachfragen	n	6	3	*3*	*0*
	Prozent	**5%**	**3%**	*3%*	*0%*

In Tab. 6 ist entsprechend die Abfrage der weiteren Ortszusätze dargestellt.

Tab. 6a: Abfragequalität Ortszusätze

		prä-SNAP	post-SNAP	non-Protokoll	Protokoll
Optimale Abfragequalität	n	100	110	95	15
	Prozent	87%	96%	95%	100%
Eingeschränkte Abfragequalität	n	14	5	5	0
	Prozent	12%	4%	5%	0%
Keine Nachfrage	n	1	0	0	0
	Prozent	1%	0%	0%	0%

Tab. 6b: Anzahl der Fragen zu Ortszusätzen

		prä-SNAP	post-SNAP	non-Protokoll	Protokoll
Maximal 3 Nachfragen	n	104	112	97	15
	Prozent	90%	97%	97%	100%
Mehr als 3 Nachfragen	n	7	2	2	0
	Prozent	6%	2%	2%	0%
Information nicht klärbar	n	4	1	1	0
	Prozent	3%	1%	1%	0%

Die Ergebnisse zeigen, dass die logistischen Informationen in allen Gruppen in der deutlichen Mehrzahl der Fälle optimal abgefragt werden und mit wenigen Fragen zu klären sind. Zwischen den einzelnen Gruppen bestehen in Bezug auf die Anzahl der Fragen keine signifikanten Unterschiede. Die Qualität der Abfrage zu Einsatzort und Ortszusätzen steigt in der Gruppe post-SNAP gegenüber prä-SNAP signifikant an ($p<0,05$). Zwischen den Subgruppen non-Protokoll und Protokoll sind keine signifikanten Unterschiede feststellbar.

Tab. 7: Abfrage der Rückrufnummer

		prä-SNAP	post-SNAP	non-Protokoll	Protokoll
Optimale Abfragequalität	n	8	27	17	10
	Prozent	7%	23%	17%	67%
Eingeschränkte Abfragequalität	n	0	3	3	0
	Prozent	0%	3%	3%	0%
Keine Nachfrage	n	107	85	80	5
	Prozent	93%	74%	80%	33%

Sowohl in der prä-SNAP-Gruppe als auch in der post-SNAP-Gruppe wird selten nach einer Rückrufnummer gefragt, dennoch post-SNAP deutlich öfter ($p<0,01$). In der Protokoll-Gruppe erfolgt die Abfrage hochsignifikant häufiger als in allen Vergleichsgruppen ($p<0,001$).

Tab. 8 zeigt, wie häufig in Notrufgesprächen logistische Hinweise (z.B. zum Einweisen der Einsatzkräfte) gegeben werden.

Tab. 8: Logistische Hinweise

		prä-SNAP	post-SNAP	non-Protokoll	Protokoll
Gut	n	16	19	16	3
	Prozent	14%	17%	16%	20%
Nicht ausreichend	n	6	1	1	0
	Prozent	5%	1%	1%	0%
Kein Hinweis	n	76	72	61	11
	Prozent	66%	63%	61%	73%
Nicht notwendig	n	8	14	13	1
	Prozent	7%	12%	13%	7%
Nicht möglich	n	9	9	9	0
	Prozent	8%	8%	9%	0%

Logistische Hinweise werden in allen Gruppen relativ selten gegeben. Es finden sich keine signifikanten Unterschiede.

Medizinische Informationen

Tab. 9 gibt die Abfrage der Notfallsituation wieder.

Tab. 9a: Abfragequalität Situation

		prä-SNAP	post-SNAP	non-Protokoll	Protokoll
Optimale Abfragequalität	n	28	58	43	15
	Prozent	24%	50%	43%	100%
Eingeschränkte Abfragequalität	n	85	57	57	0
	Prozent	74%	50%	57%	0%
Keine Nachfrage	n	2	0	0	0
	Prozent	2%	0%	0%	0%

Tab. 9b: Anzahl Fragen zur Situation

		prä-SNAP	post-SNAP	non-Protokoll	Protokoll
Maximal 3 Nachfragen	n	109	107	92	15
	Prozent	95%	93%	92%	100%
Mehr als 3 Nachfragen	n	3	3	3	0
	Prozent	3%	3%	3%	0%
Information nicht klärbar	n	3	5	5	0
	Prozent	3%	4%	5%	0%

Während sich die Anzahl der gestellten Fragen zur Notfallsituation nur unwesentlich erhöht, steigert sich die Abfragequalität in diesem Bereich sowohl von prä-SNAP zu post-SNAP als auch von non-Protokoll zu Protokoll, die Unterschiede sind in beiden Fällen signifikant ($p<0,01$; $p<0,001$).

Tab. 10a: Abfragequalität Bewusstseinszustand

		prä-SNAP	post-SNAP	non-Protokoll	Protokoll
Optimale Abfragequalität	n	44	56	41	15
	Prozent	38%	49%	41%	100%
Eingeschränkte Abfragequalität	n	17	27	27	0
	Prozent	15%	23%	27%	0%
Keine Nachfrage	n	54	32	32	0
	Prozent	47%	28%	32%	0%

Tab. 10b: Anzahl Fragen zum Bewusstseinszustand

		prä-SNAP	post-SNAP	non-Protokoll	Protokoll
Maximal 3 Nachfragen	n	53	69	55	14
	Prozent	46%	60%	55%	93%
Mehr als 3 Nachfragen	n	3	0	0	0
	Prozent	3%	0%	0%	0%
Information nicht klärbar	n	59	46	45	1
	Prozent	51%	40%	45%	7%

Auch der Bewusstseinszustand wurde nach Einführung des SNAP signifikant häufiger und qualitativ besser abgefragt. Wurden in der prä-SNAP-Gruppe noch in 47% der Gespräche gar keine Fragen zum Bewusstsein gestellt, trat dieser Fall in der post-SNAP-Gruppe schon seltener (nicht signifikant) und in der Protokoll-Gruppe gar nicht mehr auf (p<0,001). Die Anzahl der zur Klärung des Bewusstseinszustandes gestellten Fragen wies zwischen den Subgruppen kaum Unterschiede auf, bei vollständiger SNAP-Nutzung war es jedoch signifikant seltener, dass der Bewusstseinszustand im Gespräch nicht geklärt wurde (non-Protokoll vs. Protokoll: p<0,01).

Tab. 11a: Abfragequalität Atmung

		prä-SNAP	post-SNAP	non-Protokoll	Protokoll
Optimale Abfragequalität	n	28	39	27	12
	Prozent	24%	34%	27%	80%
Eingeschränkte Abfragequalität	n	7	22	20	2
	Prozent	6%	19%	20%	13%
Keine Nachfrage	n	80	54	53	1
	Prozent	70%	47%	53%	7%

Tab. 11b: Anzahl Fragen zur Atmung

		prä-SNAP	post-SNAP	non-Protokoll	Protokoll
Maximal 3 Nachfragen	n	32	47	37	10
	Prozent	28%	41%	37%	67%
Mehr als 3 Nachfragen	n	0	1	1	0
	Prozent	0%	1%	1%	0%
Information nicht klärbar	n	83	67	62	5
	Prozent	72%	58%	62%	33%

Auch Fragen zur Atmung wurden in der Protokoll-Subgruppe signifikant häufiger gestellt als in den anderen Gruppen (p<0,001). Bei kaum veränderter Fragenanzahl war die Atmung seltener nicht klärbar (non-Protokoll vs. Protokoll: p<0,05).

Erste-Hilfe-Anweisungen

In Tab. 12 ist die Häufigkeitsverteilung für Erste-Hilfe-Anweisungen und deren Qualität in den einzelnen Gruppen zu sehen.

Tab.12: Erste-Hilfe-Anweisungen

		prä-SNAP	post-SNAP	non-Protokoll	Protokoll
Gute Anweisungen	n	0	8	3	5
	Prozent	0%	7%	3%	33%
Nicht ausreichende Hinweise	n	3	12	11	1
	Prozent	3%	10%	11%	7%
Keine Hinweise/ nicht indizierte Maßnahmen	n	92	67	61	6
	Prozent	80%	58%	61%	40%
Hinweise nicht notwendig	n	6	4	4	0
	Prozent	5%	3%	4%	0%
Erste-Hilfe-Maßnahmen nicht möglich	n	14	24	21	3
	Prozent	12%	21%	21%	20%

Ohne Einweisung auf SNAP sind adäquate Erste-Hilfe-Anweisungen selten. Gute Anweisungen zur Reanimation konnten nicht beobachtet werden. In den allermeisten Fällen wurden gar keine oder sogar falsche Anweisungen gegeben. In der post-SNAP-Gruppe ist die Häufigkeit und Qualität der Erste-Hilfe-Anweisungen tendenziell höher. Ein signifikanter Unterschied findet sich nur zwischen der Gruppe prä-SNAP und der Subgruppe mit vollständiger Protokollnutzung ($p<0,05$).

Tab. 13: Nachfrage des Anrufers nach Erste-Hilfe-Anweisungen

		prä-SNAP	post-SNAP	non-Protokoll	Protokoll
Nachfrage	n	0	3	2	1
	Prozent	0%	3%	2%	7%

Wie in Tab. 13 zu erkennen ist, fragen die Anrufer in allen untersuchten Gruppen nur sehr selten aus eigenem Antrieb nach, ob sie Erste Hilfe leisten sollten und welche Maßnahmen zu ergreifen wären.

Verhalten und Kommunikationskompetenz des Disponenten

Abb. 2 gibt das Verhalten der Disponenten zu Beginn und am Ende des Notrufgesprächs wieder.

Abb. 2: Professionelles Verhalten des Disponenten zu Beginn und Ende des Gesprächs

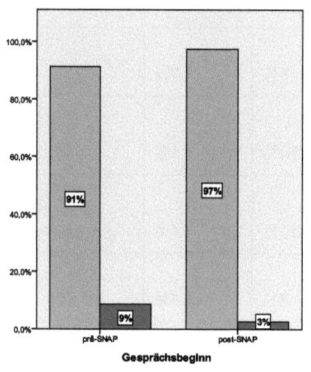
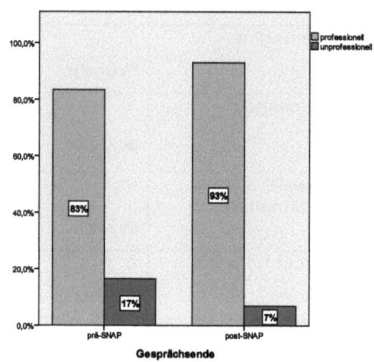
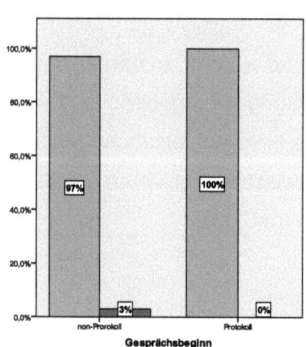
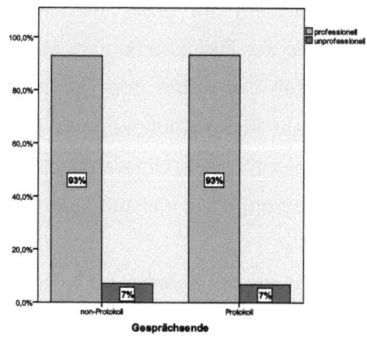

Im Verhalten der Disponenten zeigen sich keine signifikanten Unterschiede zwischen den einzelnen Gruppen. In allen zeigt sich unprofessionelles Verhalten häufiger am Ende des Gesprächs als zu Beginn.

Tab. 14 zeigt die Qualität und Struktur von Notrufgesprächen in den Subgruppen.

Tab. 14: Qualität und Struktur des Notrufgesprächs

		prä-SNAP	post-SNAP	non-Protokoll	Protokoll
Klar strukturiert	n	1	10	2	8
	Prozent	1%	9%	2%	53%
Sicher	n	78	85	78	7
	Prozent	68%	74%	78%	47%
Unsicher	n	22	18	18	0
	Prozent	19%	15%	18%	0%
Planlos	n	14	2	2	0
	Prozent	12%	2%	2%	0%

Die Verbesserung der Struktur der Notrufgespräche ist signifikant: prä-SNAP vs. Post-SNAP: p<0,05; non-Protokoll vs. Protokoll: p<0,001.

In Abb. 3 sind die Ergebnisse zur Gesprächsdominanz dargestellt.

Abb. 3: Gesprächsdominanz

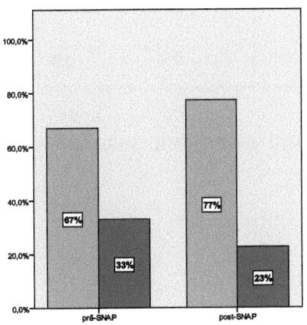
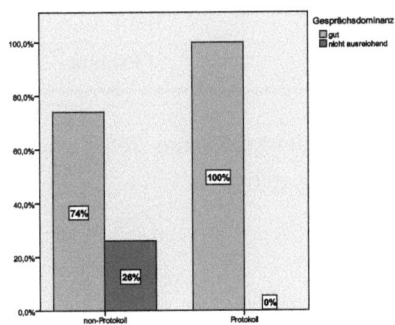

Die erforderliche Gesprächsdominanz ist bei SNAP-Nutzung häufiger gegeben (non-Protokoll vs. Protokoll: p<0,05).

Kommunikationsprobleme

Tab. 15 gibt die Verteilung der häufigsten Kommunikationsprobleme wieder.

Tab. 15: Kommunikationsprobleme

		prä-SNAP	post-SNAP	non-Protokoll	Protokoll
Keine	n	52	87	74	13
	Prozent	45%	76%	74%	87%
Gesprächspausen	n	28	7	6	1
	Prozent	24%	6%	6%	7%
Undeutliche Sprache	n	11	12	12	0
	Prozent	10%	10%	12%	0%
Fremdsprachiger Anrufer	n	4	0	0	0
	Prozent	3%	0%	0%	0%
Ortsfindung	n	9	3	3	0
	Prozent	8%	3%	3%	0%
Telefonverbindung	n	3	1	1	0
	Prozent	3%	1%	1%	0%
EDV	n	2	1	1	0
	Prozent	2%	1%	1%	0%
Hintergrundlärm	n	4	4	3	1
	Prozent	3%	3%	3%	7%
Sonstiges	n	2	0	0	0
	Prozent	2%	0%	0%	0%

Kommunikationsprobleme treten post-SNAP insgesamt signifikant seltener auf als prä-SNAP ($p<0,01$).

Zeiten

Die Abbildungen 4 – 6 stellen die Erfassung der Informationen zu Einsatzort und Leitsymptom sowie die Gesamt-Gesprächsdauer dar.

Abb. 4: Zeitspanne bis zur Erfassung des Einsatzorts

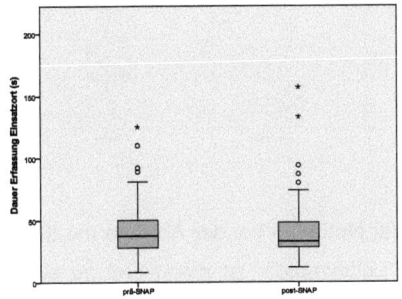
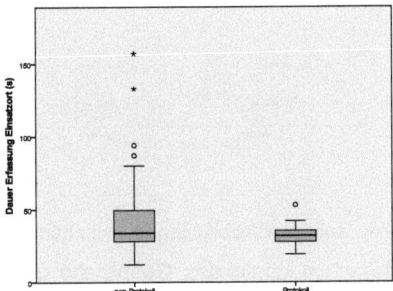

Abb. 5: Zeitspanne bis zur Erfassung des Leitsymptoms

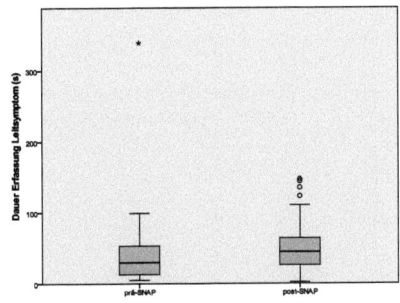
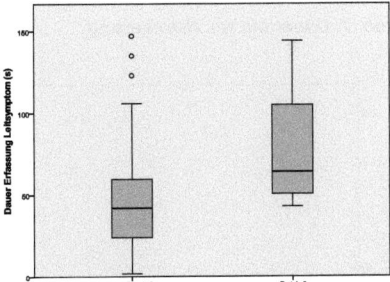

Abb. 6: Gesamtdauer des Gesprächs

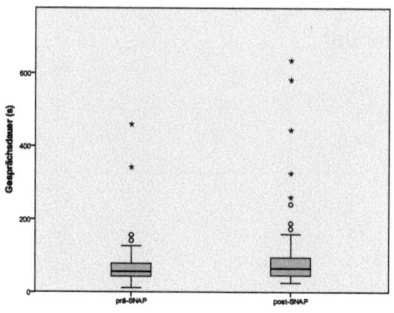 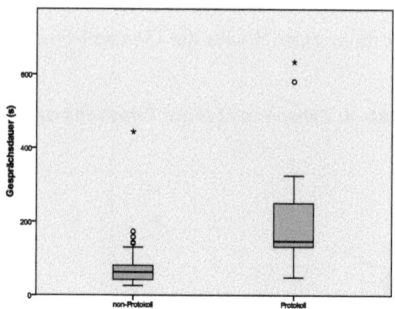

Wie aus den Abbildungen ersichtlich ist, wird der Notfallort bei der Abfrage mit SNAP früher im Laufe des Gesprächs geklärt. Das Leitsymptom ist meist erst zu einem späteren Zeitpunkt erfasst. Die Darstellung zeigt jedoch, dass in den meisten Fällen die Abfrage beider Informationen in unter 100 Sekunden abgeschlossen ist.

Insgesamt verlängert sich die Gesprächsdauer bei der Verwendung von SNAP. Dies ist jedoch nicht gleichbedeutend mit einer späteren Alarmierung, diese erfolgt bereits im Verlauf des Gesprächs, wie Abb. 7 zeigt:

Abb. 7: Dauer bis zur Alarmierung

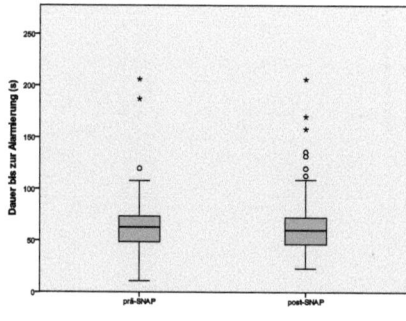 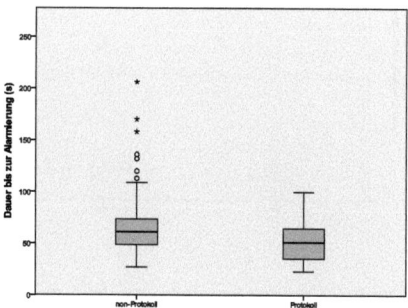

Einsatzablauf

Alarmierung

Abb. 8 zeigt die Verteilung der Primär- und Sekundäralarmierungen des Notarztes in den verschiedenen Gruppen.

Abb. 8: Art der Alarmierung

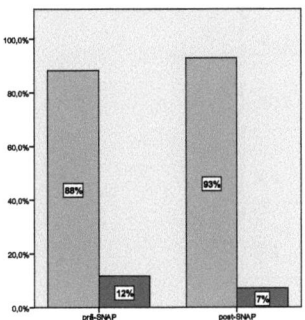
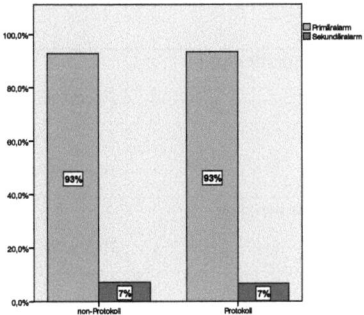

Für die Art der Alarmierung bestehen keine signifikanten Unterschiede zwischen den einzelnen Gruppen und Subgruppen.

Für jede Alarmierung wird in der Leitstelle ein Stichwort vergeben, das der Notfallsituation nach Einschätzung des Leitstellendisponenten am ehesten entspricht. Bei Nutzung von SNAP wird statt des Stichworts der dem Krankheitsbild entsprechende Code generiert. Die häufigsten Stichworte bzw. Codes, hinter denen sich reanimationspflichtige Patienten verbergen, sind in Tab. 16 dargestellt.

Tab. 16a: Verteilung der Stichworte

		prä-SNAP	non-Protokoll
Plötzliche Bewusstlosigkeit	n	90	68
	Prozent	81%	70%
Reanimation	n	7	4
	Prozent	6%	4%
Heftiger Brustschmerz	n	4	2
	Prozent	4%	2%
Atemnot	n	5	13
	Prozent	5%	13%
Schock	n	0	3
	Prozent	0%	3%
Sonstiges	n	5	7
	Prozent	5%	7%

Tab. 16b: Verteilung der Codes, Protokoll-Subgruppe

Code	Beschreibung		
6-D-1	Schwere Atemstörung	n	1
		Prozent	7%
6-E-1	Ineffektive Atmung	n	1
		Prozent	7%
9-E-1	Atemstillstand	n	7
		Prozent	47%
9-E-2	Ungewisse Atmung/ Schnappatmung	n	2
		Prozent	13%
10-D-3	Brustschmerz/ Schwitzen, kaltschweißig	n	1
		Prozent	7%
12-A-1	Krampfanfall, nicht mehr krampfend, normale Atmung (überprüft)	n	1
		Prozent	7%
31-D-1	Bewusstlosigkeit	n	2
		Prozent	13%

Bei der Verteilung der Stichworte bestehen zwischen prä-SNAP und post-SNAP (non-Protokoll) keine signifikanten Unterschiede. Das bei Weitem häufigste Stichwort ist in beiden Gruppen „Plötzliche Bewusstlosigkeit". In der Protokoll-Subgruppe ist der am häufigsten generierte Code der einem Atemstillstand entsprechende 9-E-1 sowie weitere Codes, die sich auf eine Störung der Atmung beziehen – insgesamt in 74% der Fälle.

Patientenversorgung und primäres Outcome

Tab. 17 gibt die durchgeführten Maßnahmen und das primäre Outcome der Patienten wieder.

Tab. 17: Primäres Outcome

		prä-SNAP	post-SNAP	non-Protokoll	Protokoll
Erfolgreiche Reanimation	n	9	8	7	1
	Prozent	8%	7%	7%	7%
Erfolgloser Reanimationsversuch	n	25	34	29	5
	Prozent	23%	30%	30%	33%
Todesfeststellung durch NA	n	41	38	32	6
	Prozent	37%	34%	33%	40%
Todesfeststellung durch RTW (sichere Todeszeichen)	n	36	32	29	3
	Prozent	32%	29%	30%	20%

Beim Outcome der Patienten sind keine signifikanten Unterschiede zwischen den untersuchten Gruppen zu verzeichnen. Nur in wenigen Fällen war eine erfolgreiche Reanimation möglich.

Abb. 9 stellt die Eintreffzeiten des Notarztes dar.

Abb. 9: Zeitspanne bis zum Eintreffen des Notarztes

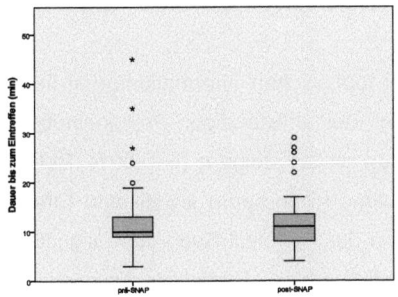 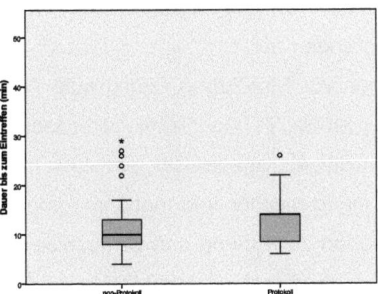

Die mittleren Eintreffzeiten in den einzelnen Gruppen unterscheiden sich nicht signifikant.

4. Diskussion

Folgende Ergebnisse lassen sich zusammenfassen:
Die Struktur von Notrufgesprächen weist nach Einführung des SNAP signifikante Verbesserungen auf.
Eine schon vor Einführung häufig gute Abfrage der logistischen Informationen ist in der Gruppe post-SNAP signifikant verbessert (p<0,05). Bei vollständiger Protokollnutzung lässt sich die Abfragequalität einzelner Informationen weiter steigern (p<0,001). Bei der Abfrage medizinischer Informationen zeigt die Schulung allein kaum signifikante Effekte. Informationen zu Atmung und Bewusstsein werden in der Protokoll-Subgruppe signifikant besser abgefragt (p<0,001). Auch adäquate Erste-Hilfe-Anweisungen (Telefonreanimation) sind hier signifikant häufiger als in den Vergleichsgruppen (p<0,05).
Die Quote der Gespräche mit vollständiger Protokollnutzung lag bei 13%.
Bezüglich des Einsatzablaufs zeigen sich keine signifikanten Veränderungen in der Häufigkeit von Sekundäralarmierungen, Eintreffzeiten des Notarztes beim Patienten und Reanimationserfolg.

Struktur des Notrufgesprächs

Vergleicht man die Struktur der Notrufgespräche vor und nach Einführung des SNAP, so lassen sich einige Veränderungen erkennen.

Die Erfassung der logistischen Informationen zum Einsatzort weist zwischen den beiden Gruppen kaum Unterschiede auf. Auch vor der Einführung des SNAP wurden hier bereits zufrieden stellende Ergebnisse erzielt, eine präzise Abfrage mit Hilfe weniger Fragen erfolgte in der Mehrzahl der Fälle. Lediglich die Abfragequalität der Ortszusätze steigerte sich signifikant. Dies kann das Auffinden des Einsatzorts gerade für die ersteintreffenden Rettungskräfte erleichtern.

Deutlich zeigen sich die durch die Protokollnutzung erreichten Veränderungen der Gesprächsstruktur: In der Protokoll-Subgruppe werden die Informationen zum Einsatzort im Gesprächsverlauf früher erfasst. Außerdem wird signifikant häufiger eine Rückrufnummer abgefragt. Diese beiden Faktoren können eine sicher seltene, aber fatale Situation verhindern: dass im Falle eines Gesprächsabbruchs eine Disposition unmöglich wird und einem Patienten in einer lebensbedrohlichen Lage nicht oder nur deutlich verzögert geholfen werden kann.

Zu diesen Ergebnissen ist hinzuzufügen, dass der Disponent während des Gesprächs in den meisten Fällen durch eine Rufnummernübertragung die Nummer des Anrufers bereits angezeigt bekommt. Trotz der Übertragung sollte die Nummer bei der Abfrage verifiziert und geklärt werden, ob die übermittelte Nummer für Rückrufe zur Verfügung steht. So könnte sich beispielsweise ein Passant, dessen Mobiltelefon für den Notruf verwendet wurde, vom Notfallort entfernen oder ein Nachbar den Anruf aus der eigenen Wohnung absetzen, danach jedoch zurück zum Patienten gehen.

In Bezug auf medizinische Informationen ist in der Gruppe mit vollständiger Protokollnutzung eine signifikante Verbesserung der Abfrage zu Notfallsituation, Bewusstsein und Atmung zu erkennen. Bewusstsein und Atmung sind wichtige Parameter für die Entscheidung, ob ein Notarzt vor Ort benötigt wird oder nicht. Eine unzureichende oder völlig fehlende Abfrage dieser Informationen, wie in der Gruppe prä-SNAP häufig zu finden, kann leicht zur Fehleinschätzung der Situation führen.

Die vollständig mit Protokoll geführten Notrufgespräche sind klarer strukturiert, die Disponenten zeigen ein sichereres Auftreten und geben die Gesprächsdominanz nicht so leicht an den Anrufer ab. Insgesamt treten in den Gesprächen mit Protokoll weniger Kommunikationsprobleme auf: Vorformulierte Fragen bei der protokollgestützten Abfrage helfen bei der Vermeidung von Gesprächspausen. Je weniger Pausen auftreten, desto strukturierter bleibt das Gespräch, da der Anrufer keine Gelegenheit hat, die Gesprächsführung zu übernehmen und weitere Informationen anzubieten. Mithilfe der standardisierten Abfrage lassen sich auch Probleme bei der Ortsfindung durch vorgegebene klare, gezielte Fragen nach Adresse, Stadtteil und Ortszusätzen verringern. Auch logistische Hinweise an den Anrufer (Einweisen der Rettungskräfte, Öffnen der Türen etc.) sind hierbei hilfreich. Andere Kommunikationsprobleme wie Hintergrundlärm oder eine schlechte Telefonverbindung sind als externe Störfaktoren zu werten und stehen nicht in Zusammenhang mit der Protokollanwendung oder unterschiedlicher Schulung der Disponenten in den einzelnen Gruppen.

In der Gruppe mit Protokollnutzung ist eine deutlich längere Gesprächsdauer zu verzeichnen als in den Vergleichsgruppen. Hierbei entsteht jedoch keine verzögerte Alarmierung: Während diese im Median sogar etwas früher erfolgt, ist die lange Gesprächsdauer im Wesentlichen auf Reanimations-Anweisungen zurückzuführen, die meist bis zum Eintreffen der Einsatzkräfte andauern.

Aufgrund der genannten Ergebnisse kann die oben formulierte Hypothese 2 bestätigt werden. Die standardisierte Notrufabfrage führt zu einer veränderten Gesprächsstruktur. Wichtige Schlüsselfragen in fast allen Bereichen werden signifikant häufiger gestellt.

Vergleicht man die beiden Subgruppen aus dem Zeitraum nach SNAP-Einführung und Schulung – Gespräche mit bzw. ohne vollständige Protokollnutzung – sind weitere Unterschiede festzustellen. In einigen Punkten führt die Schulung allein bereits zu einer Verbesserung, beispielsweise bei der Abfrage der logistischen Informationen (Einsatzort, Ortszusätze, Rückrufnummer) und der Informationen zur Notfallsituation. Bei der Notrufabfrage mit Protokoll ist jedoch in einigen Bereichen eine weitere signifikante Steigerung zu erkennen, wie zum Beispiel bei der Klärung von Bewusstseinszustand und Atmung sowie in Bezug auf die Gesamtstruktur des Gesprächs.

Auch Hypothese 4 kann daher bestätigt werden: Bei vollständiger Nutzung des Abfrageprotokolls ist die Gesprächsführung strukturierter als bei nicht vollständiger oder fehlender Nutzung.

Emotionale Gesprächsebene

Der Verlauf eines Notrufgesprächs ist abhängig von der emotionalen Situation des Anrufers. Ist er sehr aufgeregt, kann das die Abfrage von Informationen erschweren. In diesem Fall muss der Leitstellendisponent den Anrufer so weit wie möglich beruhigen, um die notwendigen Informationen zu erfragen.

In allen Vergleichsgruppen dieser Studie ist die emotionale Erregung der Anrufer, erfasst mittels ECCS, sehr niedrig. Einigen Anrufern merkt man ihre Aufregung und Sorge um den Patienten zwar an, dies beeinträchtigt jedoch nur in Einzelfällen die Abfrage. Hier bestätigen sich die Ergebnisse anderer Studien [27, 29], in denen gezeigt werden konnte, dass die meisten Anrufer ruhig und gefasst genug sind, um in einer standardisierten Abfrage alle wichtigen Informationen zu liefern. [30]

Der in der Protokoll-Subgruppe zu Beginn des Gesprächs höhere mediane ECCS-Wert ist am ehesten als Zufallsbefund zu werten, da die Art der Notrufabfrage auf den Ausgangszustand des Anrufers keinen Einfluss hat. Im Verlauf des Gesprächs ist hier eine Beruhigung der Anrufer zu verzeichnen.

Im Verhalten des Disponenten waren ebenfalls keine signifikanten Unterschiede zwischen den einzelnen Gruppen zu verzeichnen. Tendenziell zeigt sich jedoch bei Protokollnutzung häufiger ein professionelles Verhalten. In allen Gruppen ist die Anzahl der Fälle von unprofessionellem Verhalten am Ende des Gesprächs höher als zu Beginn. Dies kann durch die emotionale Situation des Anrufers oder Kommunikationsprobleme im Gesprächsverlauf bedingt sein, wodurch der Disponent in Einzelfällen gereizt oder gar aggressiv reagiert.

Alarmierung und Eintreffzeiten

In dieser Studie zeigte sich keine Verkürzung der Eintreffzeiten des Notarztes an der Einsatzstelle. Die mittleren Eintreffzeiten in den einzelnen Gruppen unterscheiden sich nicht signifikant und entsprechen den mittleren Notarzt-Eintreffzeiten, die aus der Einsatzstatistik der Berliner Feuerwehr zu entnehmen sind (ca. 12 min).

Auch eine signifikante Reduktion der Sekundäralarmierungen war nicht zu verzeichnen, eine Tendenz jedoch erkennbar (prä-SNAP 12% → post-SNAP 7%). Die Ursache hierfür könnte in der zu kleinen Stichprobe begründet liegen. Eine größer angelegte, auf den Einsatzablauf fokussierte Studie könnte hier weiteren Aufschluss geben. In der vorliegenden Studie findet sich in der Protokoll-Subgruppe nur noch ein Fall, bei dem es zu einer Sekundäralarmierung gekommen ist (Code 12 A 1: Krampfanfall, nicht mehr krampfend, mit normaler Atmung (überprüft)). Fehlalarmierungen gerade in Zusammenhang mit diesem Code sind bekannt: In einer 2008 von Clawson et al. veröffentlichten Studie [31] wurde die Erweiterung der Abfrage um eine zusätzliche Frage nach „regelmäßiger, normaler Atmung" erweitert, dies stellte sich als hilfreich bei der Erkennung des Herz-Kreislauf-Stillstand heraus. Im vorliegenden Fall fällt bei der Notrufanalyse des entsprechenden Gesprächs auf, dass das Vorhandensein normaler, regelmäßiger Atmung vom Anrufer mehrfach bejaht wird. Vermutlich besteht hier also kein Fehler in der Abfrage und die Fehlalarmierung war aufgrund einer agonalen Atmung des Patienten schwer zu vermeiden [32, 33].

Alle anderen mit SNAP bearbeiteten Notrufe wurden richtig als Primäralarm disponiert.

Auch Veränderungen die Eintreffzeiten betreffend könnten in einer größeren Stichprobe genauer erfasst werden. Eintreffzeiten sind von vielen weiteren Faktoren abhängig wie z. B. dem Anfahrtsweg. In einer kleinen Stichprobe wie der hier betrachteten können diese Faktoren die Ergebnisse maßgeblich beeinflussen.

Das Outcome der Patienten zeigt keine Verbesserung durch die veränderte Notrufabfrage. Hier ist die Stichprobengröße bei Weitem zu klein, um Unterschiede darzustellen, insbesondere da die Krankenhaus-Entlassungsquoten nach prähospitalem Kreislaufstillstand im Bereich von 1-5% liegen [34, 35] und von vielen weiteren Faktoren beeinflusst werden, z.B. dem primären Herzrhythmus des Patienten [36, 37], der in dieser Studie nicht erfasst wurde.

Hypothese 1 kann nach der Datenlage der vorliegenden Studie nicht bestätigt werden: Die Zahl der Sekundäralarmierungen wurde nach Einführung des SNAP nicht signifikant reduziert. Ob Patienten mit Herz-Kreislauf-Stillstand von einer standardisierten Notrufabfrage tatsächlich profitieren, kann hier nicht geklärt werden.

Erste-Hilfe-Anweisungen

Vor Einführung der standardisierten Notrufabfrage wurden bei reanimationspflichtigen Patienten fast nie Anweisungen zur Basis-Reanimation („Telefon-Reanimation") gegeben. Wenn Hinweise im Gespräch enthalten waren, so handelte es sich häufig um Maßnahmen, die bei einem Kreislaufstillstand nicht indiziert sind. So leiteten die Disponenten beispielsweise häufig zur stabilen Seitenlage an. Diese ist jedoch nur beim bewusstlosen Patienten mit normaler Atmung indiziert. Vermutlich lässt sich dieses Vorgehen darauf zurückführen, dass in vielen Gesprächen die Atmung nicht abgefragt wurde [38].

In der post-SNAP-Gruppe ohne Protokollnutzung wird tendenziell häufiger als prä-SNAP der Versuch einer Telefonreanimation beobachtet. Diese Versuche sind jedoch meist nicht effizient. Es zeigt sich, dass der komplexe Ablauf einer Reanimation mit all seinen Komponenten (Überprüfen der Vitalfunktionen, Lagerung des Patienten, Herzdruckmassage und Beatmung) nur schwer erklärt werden kann. Häufig werden wichtige Einzelheiten vergessen. Auch müssen für die Laien verständliche Formulierungen gewählt werden, welche sich oft nicht aus dem Stehgreif finden lassen. Durch ungeschickte Formulierungen kann der Anrufer verwirrt und verunsichert oder zu falschen Maßnahmen angeleitet werden. Vollständige und gut verständliche Reanimationsanweisungen werden in der non-Protokoll-Subgruppe kaum beobachtet.

In der Protokoll-Subgruppe dagegen finden sich in ca. 33% gute Anweisungen. Natürlich kann in diesem Zusammenhang nicht beurteilt werden, ob die Anweisungen tatsächlich adäquat umgesetzt werden. Die Studienlage hierzu ist unklar: In manchen Untersuchungen wird eine gute Umsetzung von Reanimationsanweisungen gefunden [17, 18, 28, 39, 40], andere Studien zeigen nicht zufrieden stellende Ergebnisse [41-44]. Die Ergebnisse der Dissertation von Schlößer zum Thema „Maßnahmen von Ersthelfern bei Reanimationen" [45] zeigen, dass Anweisungen zur Reanimation (Herzdruckmassage) vermutlich in ungefähr 60% der Fälle adäquat umgesetzt werden. Insgesamt ist eine positive Studienlage zur Telefonreanimation zu verzeichnen, jedoch mit einem Trend zu vereinfachten Maßnahmen, bei denen der Schwerpunkt auf der Herzdruckmassage liegt und keine Anweisungen mehr zur Beatmung gegeben werden [19, 20, 46, 47]. Aufgrund der Stichprobengröße in der vorliegenden Studie können keine Aussagen zu einer Korrelation zwischen telefonischen Anweisungen und primär erfolgreichen Reanimationen gemacht werden.

Hypothese 3 kann nach den Ergebnissen dieser Studie bestätigt werden: Reanimations-Anweisungen werden bei Nutzung des SNAP signifikant häufiger gegeben. Legt man die Daten anderer Arbeiten zur Effektivität von Reanimationsanweisungen am Telefon zu Grunde, kann man davon ausgehen, dass Patienten mit Herz-Kreislauf-Stillstand von einer standardisierten Notrufabfrage durch telefonische Anleitung Anwesender zu Erste-Hilfe-Maßnahmen möglicherweise profitieren.

Anwendung des Protokolls

Bei der Betrachtung der Ergebnisse ist die niedrige Anwenderquote der standardisierten Notrufabfrage im Vergleichszeitraum auffällig. Lediglich 13% der erfassten Gespräche wurden mit SNAP bearbeitet. Die Gründe hierfür können nur vermutet werden. Mögliche Ursachen können sowohl beim Abfragesystem selbst als auch beim Anwender oder der Umsetzung des Systems in der Leitstelle liegen.

Mängel am System könnten eine wenig ansprechende Benutzeroberfläche oder umständliche Benutzerführung sein. Hinweis auf eine solche Problematik gibt die folgende Abbildung: Hier ist der Arbeitsablauf am Bildschirm der standardisierten Abfrage mit SNAP dargestellt.

Abb. 10: Workflow

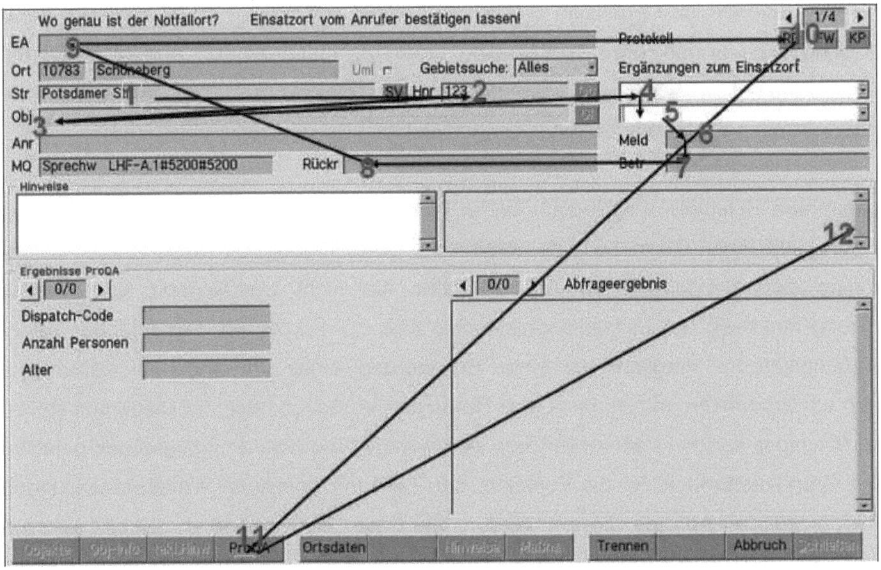

Wie aus der Abbildung ersichtlich, muss der Disponent zur Abfrage in korrekter Reihenfolge auf der Eingabemaske häufig hin und her springen. Dies ist vom optischen Ablauf nicht sinnvoll und wird daher vom Anwender als unangenehm und umständlich empfunden.

Die längere Bearbeitungszeit bei Nutzung des Protokolls kann dem Disponenten zudem – gerade bei nicht akut bedrohlichen Fällen – als unverhältnismäßig erscheinen.

Des Weiteren kann die standardisierte Abfrage mit einer höheren Belastung des Disponenten einhergehen, da er hierbei aktiver die Gesprächsführung übernehmen muss [48, 49]. Insbesondere bei der Anleitung zu Erste-Hilfe-Maßnahmen ist der Disponent mehr in die Notfallsituation miteinbezogen – das kann eine psychische Belastung darstellen, die sich bei Verzicht auf die standardisierte Abfrage vermeiden lässt [48, 49]. Auf der anderen Seite gibt es jedoch auch Erfolgserlebnisse, z.B. positives Feedback von Patienten oder Angehörigen nach einer erfolgreichen Telefonreanimation.

Auch mangelndes Qualitätsmanagement hat Einfluss auf die standardisierte Notrufabfrage [23]. SNAP ist als „lernendes System" konzipiert: Im Laufe der Anwendung können in Qualitätskontrollen regelmäßig auftretende Fehler erkannt und behoben werden. Treten Fehleinschätzungen der Notfallsituation gehäuft aufgrund einer bestimmten Frage auf, so kann diese geändert und präzisiert werden. Führt ein bestimmter Code reproduzierbar immer wieder zu under- oder oversending, kann er entsprechend anders eingestuft werden. Eine konsequente Anwendung des Protokolls und entsprechende Qualitätskontrollen sind daher für die Weiterentwicklung des Systems unerlässlich.

Die genannten Beispiele sind jedoch sicher nicht die einzigen Ursachen der niedrigen Anwenderquote. Auch die mangelnde persönliche Überzeugung der Disponenten von der Bedeutung der standardisierten Abfrage oder die nicht ausreichend konsequente Umsetzung innerhalb der Leitstellenphilosophie sind zu diskutieren. Die Adaption neuer Arbeitstechniken im Vergleich zu einer Erweiterung eines vorhandenen Instruments erfordert ein Umdenken und ist damit eine Herausforderung, der sich der Disponent stellen muss. Hier muss schon in der Ausbildung der Disponenten Überzeugungsarbeit geleistet und ein Grundverständnis für die Funktion, den Sinn und mögliche Weiterentwicklungen der standardisierten Abfrage erreicht werden. Die Daten der vorliegenden Arbeit könnten dabei Verwendung finden.

Die Akzeptanz bzw. Ablehnung des Protokolls durch verschiedene Disponenten könnte Einfluss auf die Ergebnisse der vorliegenden Studie haben: Es stellt sich die Frage, ob diejenigen Disponenten, die sich auf die Arbeit mit SNAP einlassen, sich auch generell durch mehr Motivation und Interesse auszeichnen und daher auch ohne Protokollnutzung die Gruppe mit besser strukturierter Notrufabfrage bilden würden.

Betrachtet man die Subgruppenanalyse des Anruferprofils, so lassen sich prädiktive Faktoren erkennen, welche die Protokollanwendung wahrscheinlicher bzw. unwahrscheinlicher machen. SNAP fand signifikant häufiger Anwendung bei Anrufern, die Augenzeugen des Notfalls waren, sowie bei solchen, die aus dem persönlichen Umfeld des Patienten stammten. Dies sind die besten Voraussetzungen, um viele der vom Protokoll geforderten Informationen zu erhalten und die Erste-Hilfe-Anweisungen anwenden zu können – hier verspricht die Protokollnutzung einen für den Disponenten direkt erkennbaren Vorteil.

Wurde der Notruf dagegen von medizinischem Personal abgesetzt, fand das Protokoll signifikant seltener Anwendung. Hier ist zu vermuten, dass im Vertrauen auf die medizinische Kompetenz des Anrufers häufig auf eine detaillierte Abfrage verzichtet wird. Ob dies in jedem Fall gerechtfertigt ist, ist allerdings fraglich. Weitere Untersuchungen mit Fokus auf Notrufgesprächen mit medizinischem Personal als Anrufer wären denkbar.

Auch die Tatsache, dass Kommunikationsprobleme in der Protokoll-Subgruppe deutlich seltener zu finden sind, kann darauf hindeuten, dass die Disponenten bei Auftreten solcher Probleme öfter die standardisierte Abfrage abbrechen.

Ob es akzeptabel ist, dass SNAP hauptsächlich unter den genannten Idealbedingungen Anwendung findet, oder ob eine generelle Anwendung ungeachtet der Voraussetzungen eine weitere signifikante Verbesserung erzielen würde, wäre in größer angelegten Studien zu klären.

Limitationen

Die Ergebnisse dieser Studie müssen vor dem Hintergrund des Berliner Rettungsdienstsystems betrachtet werden. Andere regional unterschiedliche Rahmenbedingungen können zu anderen Ergebnissen führen.

Größe und Zusammensetzung der Gruppen

Die unerwartet niedrige Anwendungsrate der standardisierten Notrufabfrage im Vergleichszeitraum führte dazu, dass gerade diese sehr wichtige Subgruppe relativ klein ausfiel und der Gesamteffekt der Einführung des SNAP entsprechend reduziert wurde. Weitere, größer angelegte Studien sind daher notwendig, um eventuell bestehende signifikante Unterschiede im Einsatzablauf aufzudecken.

Die in der Studienplanung erwartete starke Reduktion der Sekundäralarmierungen konnte nicht erreicht werden. Die auf diesen Erwartungswerten basierende Fallzahlberechnung müsste in weiterführenden Studien entsprechend nach oben korrigiert werden.

Für die niedrige SNAP-Anwendungsrate können die Ursachen nur vermutet werden (siehe oben). Auch hier wären weitere Studien von Interesse, mit denen diese Ursachen evaluiert, eventuelle Mängel am Abfrageprogramm aufgedeckt und Möglichkeiten zur Verbesserung entwickelt werden könnten.

Es bestehen Unterschiede bezüglich des Anruferprofils zwischen den beiden untersuchten Gruppen. Diese machen die Gruppen möglicherweise nur eingeschränkt vergleichbar.

Wahl der Untersuchungszeiträume

Die andauernd niedrige Anwendungsrate des SNAP führte dazu, dass der ursprünglich geplante Vergleichszeitraum von Januar bis April auf Juni bis August 2007 verschoben wurde. Ungleiche jahreszeitliche Zeiträume der Erfassung könnten insbesondere die Ergebnisse zum Einsatzablauf beeinflussen (z.B. durch vermehrten Einsatz des *RTH* in den Sommermonaten).

Notrufanalyse

Bei der Analyse wurde eine Objektivierung durch entsprechend operationalisierte Kriterien angestrebt, ein Rest an Subjektivität in der Bewertung ist jedoch nicht auszuschließen. Ein ähnliches Bewertungsschema für die Notrufanalyse wurde bereits in mehreren anderen Arbeiten verwendet [1-3, 29, 50]. Vergleichbare Ergebnisse dieser Arbeiten mit der Vorliegenden legen eine gute Untersucher-unabhängige Abbildung durch das verwendete Schema nahe. Die Methoden wurden jedoch im Rahmen dieser Studie nicht bezüglich der Reproduzierbarkeit von Ergebnissen durch andere Untersucher validiert.

Einsatzverlauf

In dieser Studie wurden der weitere Verlauf von primär erfolgreich reanimierten Patienten in der Klinik und das sekundäre Outcome nicht erfasst. Angesichts der geringen Patientenzahl hätten hier keine verwertbaren Daten erhoben werden können, weshalb auf die Analyse verzichtet wurde.

Die vorliegende Arbeit bezieht sich nur auf Fälle, bei denen ein Notarzt vor Ort benötigt wurde. Ob das Ziel einer Reduktion der Fälle von *undersending* zu Patienten mit Herz-Kreislauf-Stillstand gleichzeitig zu einer massiven Steigerung der Fälle von *oversending* führt, wird daher hier nicht erfasst.

5. Zusammenfassung

Hintergrund

Die Rettungsleitstelle ist die Schnittstelle zwischen Patient und notfallmedizinischem System und ist damit ein entscheidender Ansatzpunkt für Verbesserungen in der prähospitalen Patientenversorgung. Standardisierte Notrufabfragesysteme haben in verschiedenen Zusammenhängen gute Ergebnisse bei Abfrage und Disposition gezeigt. Seit 2005 wird in der Leitstelle der Berliner Feuerwehr mit einem standardisierten Notrufabfrageprogramm (SNAP) gearbeitet, dessen Einfluss auf das Abfrageverhalten bei Reanimationen in dieser Studie untersucht werden sollte.

Methoden

Notrufgespräche und Daten zum Einsatzablauf bei prähospitalem Herz-Kreislauf-Stillstand wurden prospektiv in zwei Perioden untersucht: 1. in einem Zeitraum vor Einführung des SNAP (prä-SNAP) und 2. in einem Zeitraum nach der Schulung und eine Einführungsphase von 26 Monaten (post-SNAP). Die Tonaufzeichnungen der Notrufgespräche wurden auf Gesprächsstruktur, logistischen und medizinischen Informationsgehalt sowie Erste-Hilfe-Anweisungen analysiert. Die zugehörigen Notarztprotokolle sowie die Einsatzstatistik der Berliner Feuerwehr lieferten Daten zur Alarmierung, zum zeitlichen Ablauf und zum primären Outcome der Patienten.
In der post-SNAP Phase wurde eine Subgruppenanalyse durchgeführt.

Ergebnisse

115 Notrufgespräche wurden in der Gruppe prä-SNAP und 115 in der Gruppe post-SNAP untersucht. In der post-SNAP-Gruppe wurde für 15 Fälle eine vollständige Protokollnutzung beobachtet (13%). Die Abfrage logistischer Informationen ist schon in der Gruppe prä-SNAP in den meisten Fällen sehr gut (alle wichtigen Informationen werden gezielt erfragt), erfährt jedoch durch die Einweisung der Disponenten auf SNAP eine signifikante Verbesserung in der Gruppe post-SNAP ($p<0,05$). Die SNAP-Anwendung bewirkt hier nur in Bezug auf die Abfrage der Rückrufnummer eine weitere Verbesserung ($p<0,001$).

Bei der Abfrage medizinischer Informationen hat die Schulung allein kaum signifikante Effekte. Essentiell wichtige Informationen zu Atmung und Bewusstsein werden in der Subgruppe mit vollständiger Protokollnutzung signifikant besser abgefragt ($p<0,001$). Insgesamt fällt in dieser Subgruppe auch eine bessere Gesprächsstruktur auf. Adäquate Erste-Hilfe-Anweisungen (Telefonreanimation) sind signifikant häufiger als in den Vergleichsgruppen ($p<0,05$).

Hinsichtlich des resultierenden Einsatzablaufs ergab sich keine signifikante Veränderung in der Häufigkeit von Primär- und Sekundäralarmierungen. Gleiches gilt für die Eintreffzeiten des Notarztes beim Patienten und den Reanimationserfolg.

Schlussfolgerung

Die Anwendung des SNAP führt zu einem verbesserten Ablauf des Notrufgesprächs, bei dem wichtige Informationen sicherer erfragt werden. Reanimations-Anweisungen werden deutlich häufiger gegeben. Auch die alleinige Schulung auf das Abfragesystem führt zu einer verbesserten Struktur des Notrufgesprächs, jedoch bei Weitem nicht im gleichen Ausmaß wie die vollständige Protokollverwendung. Zur Beurteilung von Einflüssen auf den Einsatzablauf und auf die Patientenversorgung wäre eine weitere, größer angelegte Studie erforderlich.

6. Anhang

Transkriptionen von Notrufgesprächen
Gespräch 1: prä-SNAP

Lts:	Die Feuerwehr.
Anrufer:	Ja, hier ist [Name], Spandau, [Straße] zwei!
Lts:	Ja, was ist denn passiert?
Anrufer:	Meine Frau ist jetzt hier in der Wohnung zusammengebrochen und die guckt ganz stier gegen die Decke, ich fürchte es ist ein Schlaganfall!
Lts:	Ja... Also Sie sind jetzt in der [Straße] Nummer zwei in Gatow, ja?
Anrufer:	Nummer zwei, ja, [Straße] zwei!
Lts:	In Gatow?
Anrufer:	Nein, in Spandau, gegenüber vom [...]!
Lts:	Also Wilhelmsstadt!
Anrufer:	Ja.
Lts:	So... So, und dort in der wievielten Etage?
Anrufer:	Dritte. Mit Fahrstuhl.
Lts:	Und der Nachname war...?
Anrufer:	[Name].
Lts:	[Name]... So... Weiblich, sagten Sie...
Anrufer:	Ja.
Lts:	Wie alt ist denn Ihre Frau?
Anrufer:	81.
Lts:	81 Jahre alt. Gut, Verdacht auf Schlaganfall, ja?
Anrufer:	Ja.
Lts:	Ich schick Ihnen mal nen Wagen rum, ja?
Anrufer:	Ja, danke.

Gespräch 2: post-SNAP non-Protokoll

Lts:	Notruf Feuerwehr?
Anrufer:	Ja, guten Tag, hier ist die Wohngemeinschaft in der [Straße], wir haben hier in der Wohngemeinschaft eine alte Dame, die ist vor zwei Wochen aus dem Krankenhaus gekommen, hatte einen Ileus, und ist jetzt, nachdem sie gewaschen wurde... Tja, ganz weiß im Gesicht, ganz weiße Lippen, nicht mehr ansprechbar –
Lts:	Also atmet auch nicht mehr?
Anrufer:	– und atmet ganz ganz schwach –
Lts:	Hm...
Anrufer:	– und ganz unregelmäßig!
Lts:	Aha, wie alt ist denn die Dame ungefähr?
Anrufer:	Die ist... 85?
Lts:	85. Sagen Sie mir mal die Straße, wie heißt die?
Anrufer:	[Straße] 13.
Lts:	[Straße]... In welchem Stadtteil ist denn das?
Anrufer:	In Zehlendorf.
Lts:	Zehlendorf... [Straße]... Nikolassee ist das, oder? [PLZ]?
Anrufer:	[PLZ], ja.
Lts:	In welcher Etage?
Anrufer:	Jetzt atmet sie gar nicht mehr...
Lts:	In welcher Etage denn?
Anrufer:	In der sechsten! Was kann ich denn mit ihr machen, wenn sie jetzt nicht atmet?
Lts:	Da müssen Sie eine Reanimation anfangen, da müssen Sie den Puls testen, ob sie noch Puls hat, und wenn sie keinen Puls hat, müssen sie eine... Äh... Herzdruckmassage machen, und, äh, sie beatmen! Aber wir schicken Ihnen jetzt gleich einen Rettungswagen! Was steht denn da unten dran?
Anrufer:	WG [...]!
Lts:	WG [...], ja?
Anrufer:	WG [...], [Straße] 13, ja?
Lts:	13, hab ich jetzt, ja!
Anrufer:	Ganz schnell, bitte...
Lts:	Ja, wir sind unterwegs!

Anrufer: Ja, gut, bis gleich!

Gespräch 3: post-SNAP Protokoll

Lts:	Notruf Berliner Feuerwehr, wo genau ist der Notfallort?
Anrufer:	Ja, hallo, [Name] hier, [Straße, Hausnummer], da liegt mein Vater auf dem Boden und ist bewusstlos, nicht ansprechbar...
Lts:	So, kleinen Moment mal, [Straße, Hausnummer], Vorderhaus oder Hinterhaus?
Anrufer:	Äh, vorne, Firma [Name], von [Straße] aus!
Lts:	In der Firma?
Anrufer:	Ja, in der Firma [Name]!
Lts:	So, welche Etage dort?
Anrufer:	Ebenerdig! Im Ladengeschäft!
Lts:	Mhm... Es geht um Ihren Vater... Der ist bewusstlos, ja?
Anrufer:	Ja, nicht ansprechbar!
Lts:	Atmet er?
Anrufer:	Nein... Jedenfalls nicht dass ich's sehe...
Lts:	Wie alt ist Ihr Vater?
Anrufer:	Äh... 63... 66!
Lts:	66... So, ich schick jetzt erst mal die Kräfte los, und dann hab ich noch ein, zwei Fragen...
Anrufer:	Ja!
Lts:	So... Haben Sie den Atemstillstand beobachtet? Die Kollegen sind jetzt unterwegs...
Anrufer:	Der ist besinnungslos, der ist auf Toilette zusammengebrochen!
Lts:	Mhm, verschluckt hat er aber nichts gehabt?
Anrufer:	Nein, der war auf Toilette und ist einfach so umgefallen, wie gesagt, ich hab es jetzt bemerkt...
Lts:	Können Sie ihn irgendwo hinziehen, wo er flach liegt?
Anrufer:	Ja, wir sind gleich dabei, ich hab nur schnell angerufen...
Lts:	Ja, deshalb, dann geb ich Ihnen einige Hinweise, was Sie als nächstes machen sollen!
Anrufer:	Gut, ich geb Ihnen meinen Onkel, und ich mach es!
Lts:	Gut!
Anrufer 2:	Ja, hallo?

Lts:	So, hören Sie mir jetzt genau zu! Bringen Sie ihn so nah wie möglich ans Telefon, und so dass er flach liegt und dass Sie auch ein bisschen Platz haben, was zu machen!
Anrufer:	Ja, die Toilettentür geht aber nach innen auf, und wir wollen den nicht groß bewegen...
Lts:	Sie müssen den aber rausholen, nur wenn er draußen ist, können Sie ihm helfen! Er muss flach auf dem Boden liegen!
Anrufer:	Ja... Wann kommt denn jemand?
Lts:	Wenn Sie ihn raus haben, sagen Sie mir bescheid! Die Kollegen sind unterwegs, so lange helfe ich Ihnen hier am Telefon!
Anrufer:	Ja, gut... Wir müssen ihn flach hinlegen, alles klar! Soll ich mit anfassen? Die sind jedenfalls unterwegs... Ja, gut, geschafft. So, jetzt haben wir ihn flach hingelegt!
Lts:	So, dann kniet sich einer neben den Kopf, und schaut in den Mund, ob Nahrungsreste oder Erbrochenes im Mund sind...
Anrufer:	Neben den Kopf knien! Und nachgucken, ob er erbrochen hat! ... Nein!
Lts:	Hat er nicht? Gut. Dann legen Sie den Kopf jetzt gerade hin, eine Hand in den Nacken, eine an die Stirn, und dann den Kopf nach hinten überstrecken.
Anrufer:	Den Kopf nach hinten... Die Hand an die Stirn, und an den Nacken... Hinter den Nacken eine Hand! Und überstrecken, so nach hinten, ja!
Lts:	So, und dann Ihr Ohr vor den Mund des Patienten legen und hören und fühlen ob er atmet, und ob der Brustkorb sich hebt und senkt! Und dann sagen Sie mir bescheid...
Anrufer:	Ja, dein Ohr ranhalten, am Mund! Vor den Mund... Mund und Nase, dann merkst du ob er atmet! ... Was? Nein!
Lts:	Gut, dann müssen Sie ihn beatmen, ich sage Ihnen jetzt, wie Sie das machen müssen! Den Kopf nach hinten überstreckt halten, mit Daumen und Zeigefinger die Nase zudrücken,
Anrufer:	Mit Daumen und Zeigefinger die Nase zudrücken... Den Kopf nach hinten strecken...
Lts:	Mit dem Mund den Mund des Patienten vollständig umschließen, und dann zwei tiefe Atemstöße rein!
Anrufer:	Mit deinem Mund, tiefe Atemstöße, immer rein!
Lts:	Zwei mal! Und dabei schauen, dass sich der Brustkorb hebt!
Anrufer:	Zwei mal! Nee, Brustkorb bewegt sich nicht, oder?

Lts:	So, dann machen Sie weiter mit der Herzdruckmassage. In der Mitte des Brustbeins den Handballen auflegen, zwischen den beiden Brustwarzen in der Mitte, und dann 30-mal drücken!
Anrufer:	Ja!
Lts:	So dass sie zweimal pro Sekunde drücken, vier bis fünf Zentimeter tief!
Anrufer:	Ja, in der Mitte von der Brust drücken, 30-mal... Fünf Zentimeter tief... [Pause] ... Ah, die Kollegen sind da!
Lts:	Gut, wenn die Kollegen da sind... Machen Sie so lange weiter mit dem Drücken, bis die aufgebaut haben, ja?
Anrufer:	Ja, gut, wir...
Lts:	Gut, ich leg dann auf, die Kollegen übernehmen dann, ja?
Anrufer:	Ja!

Verzeichnis der Abkürzungen

ALS – Advanced life support
AMPDS – Advanced Medical Priority Dispatch System
BLS – Basic life support
CBF – Charité Campus Benjamin Franklin
ECCS – Emotional content and cooperation score
KTW – Krankentransportwagen
NAW – Notarztwagen
NEF – Notarzteinsatzfahrzeug
RDG – Rettungsdienstgesetz
RTH – Rettungstransporthubschrauber
RTW – Rettungstransportwagen
SNAP – Standardisiertes Notrufabfrageprotokoll

Literaturverzeichnis

1. Baumann A. *Die Bedeutung des Meldegesprächs bei der präklinischen Versorgung Schwerverletzter im Rettungsdienst.* Medizinische Klinik II, Kardiologie und Pulmologie. 2002, Freie Universität Berlin. Dissertation. 99 S.

2. Engelke K. *Der Notruf an die Rettungsleitstelle als Schlüsselproblem bei der Bekämpfung des plötzlichen Herztodes.* Medizinische Klinik II, Kardiologie und Pulmologie. 1998, Freie Universität Berlin. Dissertation. 91 S.

3. Gieseke E. *Die Notfallmeldung bei Patienten mit akutem Koronarsyndrom.* Medizinische Klinik II, Kardiologie und Pulmologie. 1998, Freie Universität Berlin. Dissertation. 125 S.

4. Eisenberg MS, Carter W, Hallstrom A, Cummins R, Litwin P, Hearne T, *Identification of cardiac arrest by emergency dispatchers.* Am J Emerg Med, 1986;4:299-301.

5. Breckwoldt J, Schloesser S, Arntz HR, *Perceptions of collapse and assessment of cardiac arrest by bystanders of out-of-hospital cardiac arrest (OOHCA).* Resuscitation, 2009;80:1108-13.

6. Burghofer K, Schlechtriemen T, Lackner CK, *Konsequenzen aus der Altruismusforschung für die Ausbildung in Erster Hilfe.* Notfall- und Rettungsmedizin, 2005;8-2005:408-411.

7. Bailey ED, O'Connor RE, Ross RW, *The use of emergency medical dispatch protocols to reduce the number of inappropriate scene responses made by advanced life support personnel.* Prehosp Emerg Care, 2000;4:186-9.

8. MacDonald D. *Comparison of German pre-hospital physician practice to paramedic protocols and paramedic practice.* Klinik für Anästhesiologie und operative Intensivmedizin. 2006, Charité Universitätsmedizin Berlin Berlin. Dissertation. S.

9. Lechleuthner A, Emerman C, Dauber A, Bouillon B, Kubincanek JA, *Evolution of rescue systems: a comparison between Cologne and Cleveland.* Prehosp Disaster Med, 1994;9:193-7.

10. Fischer M, Krep H, Wierich D, et al., *[Comparison of the emergency medical services systems of Birmingham and Bonn: process efficacy and cost effectiveness].* Anasthesiol Intensivmed Notfallmed Schmerzther, 2003;38:630-42.

11. Ridruejo R, Zalba B, Martin L, Carcamo A, *[Prognosis of patients who recovered after an episode of sudden death].* An Med Interna, 2007;24:217-20.

12. Grmec S, Krizmaric M, Mally S, Kozelj A, Spindler M, Lesnik B, *Utstein style analysis of out-of-hospital cardiac arrest--bystander CPR and end expired carbon dioxide.* Resuscitation, 2007;72:404-14.

13. Herlitz J, Engdahl J, Svensson L, Angquist KA, Young M, Holmberg S, *Factors associated with an increased chance of survival among patients suffering from an out-of-hospital cardiac arrest in a national perspective in Sweden.* Am Heart J, 2005;149:61-6.

14. Hollenberg J, Herlitz J, Lindqvist J, et al., *Improved survival after out-of-hospital cardiac arrest is associated with an increase in proportion of emergency crew--witnessed cases and bystander cardiopulmonary resuscitation.* Circulation, 2008;118:389-96.

15. Stiell I, Nichol G, Wells G, et al., *Health-related quality of life is better for cardiac arrest survivors who received citizen cardiopulmonary resuscitation.* Circulation, 2003;108:1939-44.

16. Carter WB, Eisenberg MS, Hallstrom AP, Schaeffer S, *Development and implementation of emergency CPR instruction via telephone.* Ann Emerg Med, 1984;13:695-700.

17. Eisenberg MS, Hallstrom AP, Carter WB, Cummins RO, Bergner L, Pierce J, *Emergency CPR instruction via telephone.* Am J Public Health, 1985;75:47-50.

18. Rea TD, Eisenberg MS, Culley LL, Becker L, *Dispatcher-assisted cardiopulmonary resuscitation and survival in cardiac arrest.* Circulation, 2001;104:2513-6.

19. Dias JA, Brown TB, Saini D, et al., *Simplified dispatch-assisted CPR instructions outperform standard protocol.* Resuscitation, 2007;72:108-14.

20. Roppolo LP, Pepe PE, Cimon N, et al., *Modified cardiopulmonary resuscitation (CPR) instruction protocols for emergency medical dispatchers: rationale and recommendations.* Resuscitation, 2005;65:203-10.

21. Hallstrom AP, *Dispatcher-assisted "phone" cardiopulmonary resuscitation by chest compression alone or with mouth-to-mouth ventilation.* Crit Care Med, 2000;28:N190-2.

22. Breckwoldt J, *Das Notarztsystem in Berlin.* Notfall- und Rettungsmedizin, 2002;5:454-460.

23. Clawson JJ, Cady GA, Martin RL, Sinclair R, *Effect of a comprehensive quality management process on compliance with protocol in an emergency medical dispatch center.* Ann Emerg Med, 1998;32:578-84.

24. Heward A, Damiani M, Hartley-Sharpe C, *Does the use of the Advanced Medical Priority Dispatch System affect cardiac arrest detection?* Emerg Med J, 2004;21:115-8.

25. Clawson J, Olola CH, Heward A, Scott G, Patterson B, *Accuracy of emergency medical dispatchers' subjective ability to identify when higher dispatch levels are warranted over a Medical Priority Dispatch System automated protocol's recommended coding based on paramedic outcome data.* Emerg Med J, 2007;24:560-3.

26. Reilly MJ, *Accuracy of a priority medical dispatch system in dispatching cardiac emergencies in a suburban community.* Prehosp Disaster Med, 2006;21:77-81.

27. Clawson JJ, Sinclair R, *The emotional content and cooperation score in emergency medical dispatching.* Prehosp Emerg Care, 2001;5:29-35.

28. Clark JJ, Culley L, Eisenberg M, Henwood DK, *Accuracy of determining cardiac arrest by emergency medical dispatchers.* Ann Emerg Med, 1994;23:1022-6.

29. Ma MH, Lu TC, Ng JC, et al., *Evaluation of emergency medical dispatch in out-of-hospital cardiac arrest in Taipei.* Resuscitation, 2007;73:236-45.

30. O'Cathain A, Turner J, Nicholl JP, *The acceptability of an emergency medical dispatch system to people who call 999 to request an ambulance.* Emerg Med J, 2002;19:160-3.

31. Clawson J, Olola C, Scott G, Heward A, Patterson B, *Effect of a Medical Priority Dispatch System key question addition in the seizure/convulsion/fitting protocol to improve recognition of ineffective (agonal) breathing.* Resuscitation, 2008;79:257-64.

32. Clark JJ, Larsen MP, Culley LL, Graves JR, Eisenberg MS, *Incidence of agonal respirations in sudden cardiac arrest.* Ann Emerg Med, 1992;21:1464-7.

33. Eisenberg MS, *Incidence and significance of gasping or agonal respirations in cardiac arrest patients.* Curr Opin Crit Care, 2006;12:204-6.

34. *2005 American Heart Association Guidelines for Cardiopulmonary Resuscitation and Emergency Cardiovascular Care.* Circulation, 2005;112:IV1-203.

35. de Latorre F, Nolan J, Robertson C, Chamberlain D, Baskett P, *European Resuscitation Council Guidelines 2000 for Adult Advanced Life Support. A statement from the Advanced Life Support Working Group(1) and approved by*

the Executive Committee of the European Resuscitation Council. Resuscitation, 2001;48:211-21.

36. Cohn AC, Wilson WM, Yan B, et al., *Analysis of clinical outcomes following in-hospital adult cardiac arrest.* Intern Med J, 2004;34:398-402.

37. Meaney PA, Nadkarni VM, Kern KB, Indik JH, Halperin HR, Berg RA, *Rhythms and outcomes of adult in-hospital cardiac arrest.* Crit Care Med;38:101-8.

38. Hauff SR, Rea TD, Culley LL, Kerry F, Becker L, Eisenberg MS, *Factors impeding dispatcher-assisted telephone cardiopulmonary resuscitation.* Ann Emerg Med, 2003;42:731-7.

39. Kuisma M, Boyd J, Vayrynen T, Repo J, Nousila-Wiik M, Holmstrom P, *Emergency call processing and survival from out-of-hospital ventricular fibrillation.* Resuscitation, 2005;67:89-93.

40. Calle PA, Lagaert L, Vanhaute O, Buylaert WA, *Do victims of an out-of-hospital cardiac arrest benefit from a training program for emergency medical dispatchers?* Resuscitation, 1997;35:213-8.

41. Cheung S, Deakin CD, Hsu R, Petley GW, Clewlow F, *A prospective manikin-based observational study of telephone-directed cardiopulmonary resuscitation.* Resuscitation, 2007;72:425-35.

42. Dawkins S, Deakin CD, Baker K, Cheung S, Petley GW, Clewlow F, *A prospective infant manikin-based observational study of telephone-cardiopulmonary resuscitation.* Resuscitation, 2008;76:63-8.

43. Deakin CD, Cheung S, Petley GW, Clewlow F, *Assessment of the quality of cardiopulmonary resuscitation following modification of a standard telephone-directed protocol.* Resuscitation, 2007;72:436-43.

44. Lerner EB, Sayre MR, Brice JH, et al., *Cardiac arrest patients rarely receive chest compressions before ambulance arrival despite the availability of pre-arrival CPR instructions.* Resuscitation, 2008;77:51-6.

45. Schlößer S. *Studie zu Maßnahmen von Ersthelfern bei Reanimationen.* Klinik für Anästhesiologie und perioperative Intensivmedizin. 2010, Charité Universitätsmedizin Berlin Berlin. Dissertation. S.

46. Williams JG, Brice JH, De Maio VJ, Jalbuena T, *A simulation trial of traditional dispatcher-assisted CPR versus compressions--only dispatcher-assisted CPR.* Prehosp Emerg Care, 2006;10:247-53.

47. Vaillancourt C, Verma A, Trickett J, et al., *Evaluating the effectiveness of dispatch-assisted cardiopulmonary resuscitation instructions.* Acad Emerg Med, 2007;14:877-83.

48. Bang A, Ortgren PO, Herlitz J, Wahrborg P, *Dispatcher-assisted telephone CPR: a qualitative study exploring how dispatchers perceive their experiences.* Resuscitation, 2002;53:135-51.

49. Forslund K, Kihlgren A, Kihlgren M, *Operators' experiences of emergency calls.* J Telemed Telecare, 2004;10:290-7.

50. Lu TC, Chen YT, Ko PC, et al., *The demand for prehospital advanced life support and the appropriateness of dispatch in Taipei.* Resuscitation, 2006;71:171-9.

7. Danksagung

Die Fertigstellung dieser Arbeit wäre ohne die Unterstützung einiger Menschen nicht möglich gewesen, bei denen ich mich an dieser Stelle bedanken möchte.

Herrn PD Dr. Dirk Pappert aus dem Zentrum für Anästhesie, Intensivtherapie und OP-Management am Klinikum Ernst von Bergmann in Potsdam danke ich herzlich für die Überlassung des Themas.

Für die Bereitstellung der Daten bin ich der Berliner Feuerwehr und den Mitarbeitern der Leitstelle zu Dank verpflichtet. Insbesondere möchte ich an dieser Stelle Herrn Dr. André-Michael Baumann erwähnen – seine Einführung in die Thematik, die Unterstützung beim Erheben der Daten sowie die ständige Erreichbarkeit bei Fragen und Problemen waren mir eine große Hilfe.

Für sprachliche und inhaltliche Korrekturvorschläge möchte ich mich bei Herrn Dr. Tobias Gutjahr und Herrn Dr. Florian Schlenk bedanken.

Meiner Familie, meinen Freunden und vor allem meinem Mann Fabian danke ich für ihr Interesse an meiner Arbeit, ihre Ermutigung und Unterstützung.

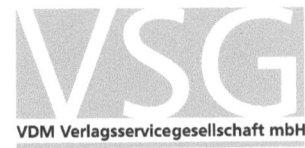

Die VDM Verlagsservicegesellschaft sucht für wissenschaftliche Verlage abgeschlossene und herausragende

Dissertationen, Habilitationen, Diplomarbeiten, Master Theses, Magisterarbeiten usw.

für die kostenlose Publikation als Fachbuch.

Sie verfügen über eine Arbeit, die hohen inhaltlichen und formalen Ansprüchen genügt, und haben Interesse an einer honorarvergüteten Publikation?

Dann senden Sie bitte erste Informationen über sich und Ihre Arbeit per Email an *info@vdm-vsg.de*.

Sie erhalten kurzfristig unser Feedback!

VDM Verlagsservicegesellschaft mbH
Dudweiler Landstr. 99　　　　　　Telefon　+49 681 3720 174
D - 66123 Saarbrücken　　　　　　Fax　　　+49 681 3720 1749

www.vdm-vsg.de

Die VDM Verlagsservicegesellschaft mbH vertritt

 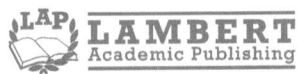 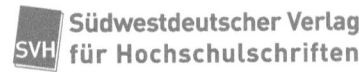

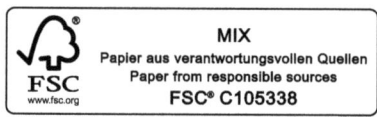

Printed by Books on Demand GmbH, Norderstedt / Germany